赤ちゃんから6才児までの足マニュアル

決定版

子どもの成長は足で決まる!

からだ環境総研株式会社　代表
柴田　英俊

はじめに

子どもの足の状態を観る「足測定」をはじめて10年目。見てきた子どもたちは1万人を越えます。

その経験から言えることはただひとつ。

子どもの成長は「足」ですべてが決まるということです。

「すぐに座り込んでしまう」

「よく転ぶ」

「運動が苦手」

「まっすぐ走れない」

「どこか身体におかしなところがあるんじゃないかしら」

そう思ったらまずはお子さんの「足」をよく見てみましょう。偏平足になっているのではないか、浮き指になっているのではないか、外反母趾ができていないか……。

子どもの「足」は6歳までにほぼすべてが出来上がる現実を知らずに子育てをしている人が多いのもまた事実です。

上靴にも種類があることを知っていますか？

園を選ぶときに、床に注目したことはありますか？

本当に靴の選び方を知っていますか？

正しい歩き方を知っていますか？

自信をもって答えられる人は、少ないのではないでしょうか。しかしこれらをマスターできれば、子どもの成長をしっかりと支えることができるのです。

本書では、今まで明かされることのなかった子どもの「足」について、データをもとにわかりやすく解説しています。幼児期は、その子の一生をつくる大切な時期です。

今からでも遅くありません。さあ、足から子育てを考えてみませんか。

もくじ

第3章 ひょっとして、うちの子の足!?

第4章　子どもの将来は足で決まる

コラム

第5章 こうした足を放置していると…

第1章

子どもの成長を邪魔する社会

1 カートはいったい誰のため？

「おりこうさんは、ここにお座りしてね」

「は〜い！」

ショッピングモールでよく見る光景です。幼い子をもつ親の多くは、我が子が走り回って周囲に迷惑をかけることを恐れ、店に着くなりカートにすぐ座らせます。

お母さんは子どもを乗せたカートを押しながらショッピング。お昼ごはんを食べた後、お父さんは子どもと一緒にゲームコーナーで休憩。最後は食品売り場でやっぱり子どもをカートに乗せて夕飯の買い物。しかも、自宅からショッピングモールまでは車で移動します。

さて、この子は今日1日どれほど歩いたのでしょうか。幼児の1日の理想歩数は約3万歩と言われていますが、座ってばかりではこの半分にも届きません。

「週に一度くらい歩かない日があったって、たいした問題ではないわよね」

そんな声が聞こえてきそうですね。しかし、これは大問題です。

子どもは刻一刻と成長しています。五

スキャモンの発育発達曲線

《誕生から成熟期までの発育量を100%とした割合》

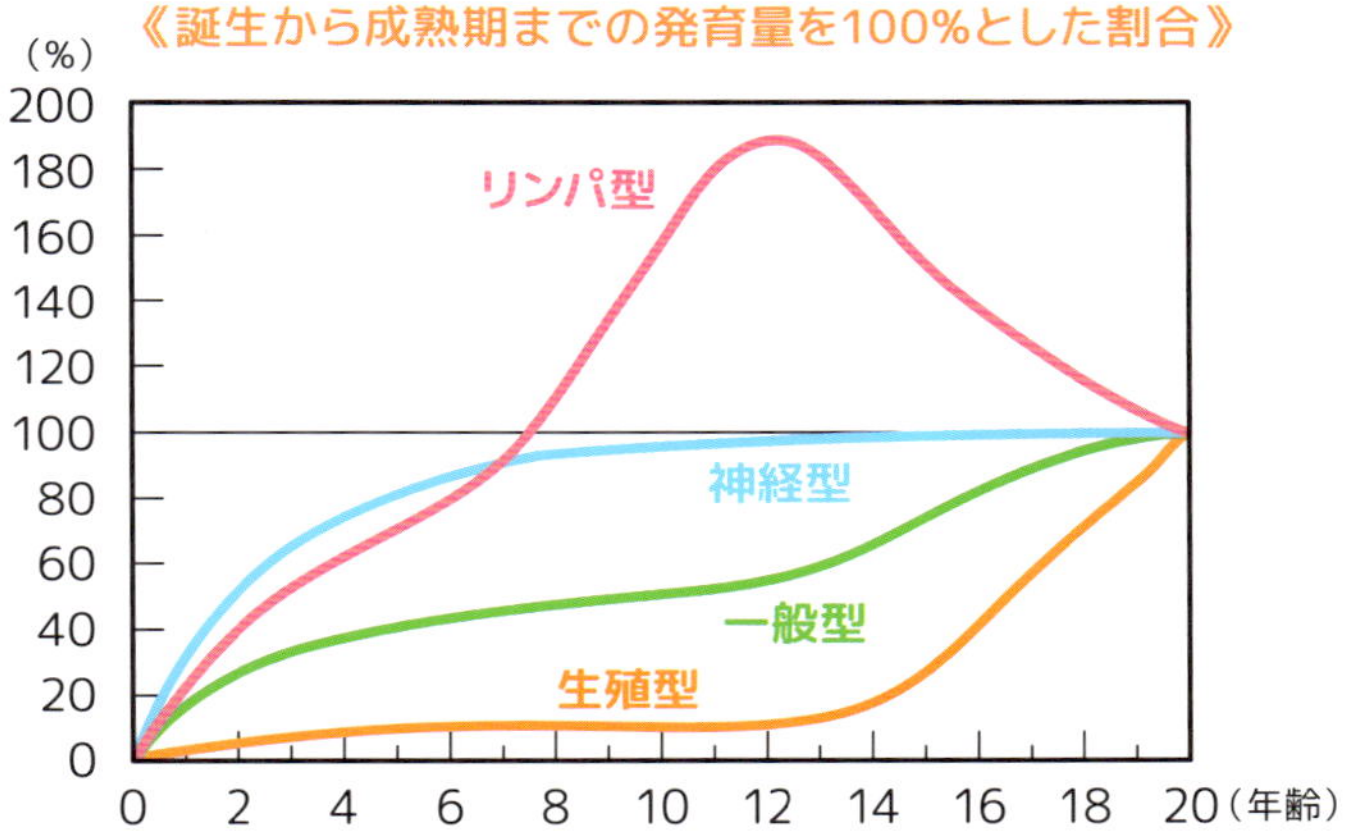

乳幼児期の運動の重要性は8歳までに生涯にわたって身体を司る神経系が90%発達し終えることからもはっきりしています。

感の発達は3歳まで、運動能力の発達は8歳まで、前頭葉《ぜんとうよう》の発達は9歳までに出来上がると言われていて、これらすべては身体を動かすことで活発化します。そんな大切な時期に歩く機会を奪ってしまうと、順調な成長を妨げることになるのです。

幼児がいるご家庭にアンケートをとったところ、ショッピングモールで子どもをカートから降ろさないと答えたお母さんは、実に7割を越えていました。

2 三輪車ばかりでは足が育たない！

晴れた日の夕方、涼しくなるとRくんは手押し三輪車に乗ってお母さんと散歩に出かけるのが日課です。今日も約1キロの道のりを、お母さんに押してもらいながら気持ちよさそうに三輪車で進んでいきます。途中、お母さんがママ友と立ち話をしだしても、じっと三輪車に座っておりこうさんです。

立ち話が終わってようやく帰宅。お母さんが夕飯の準備をしている間はおとなしくテレビを見ています。だって、お

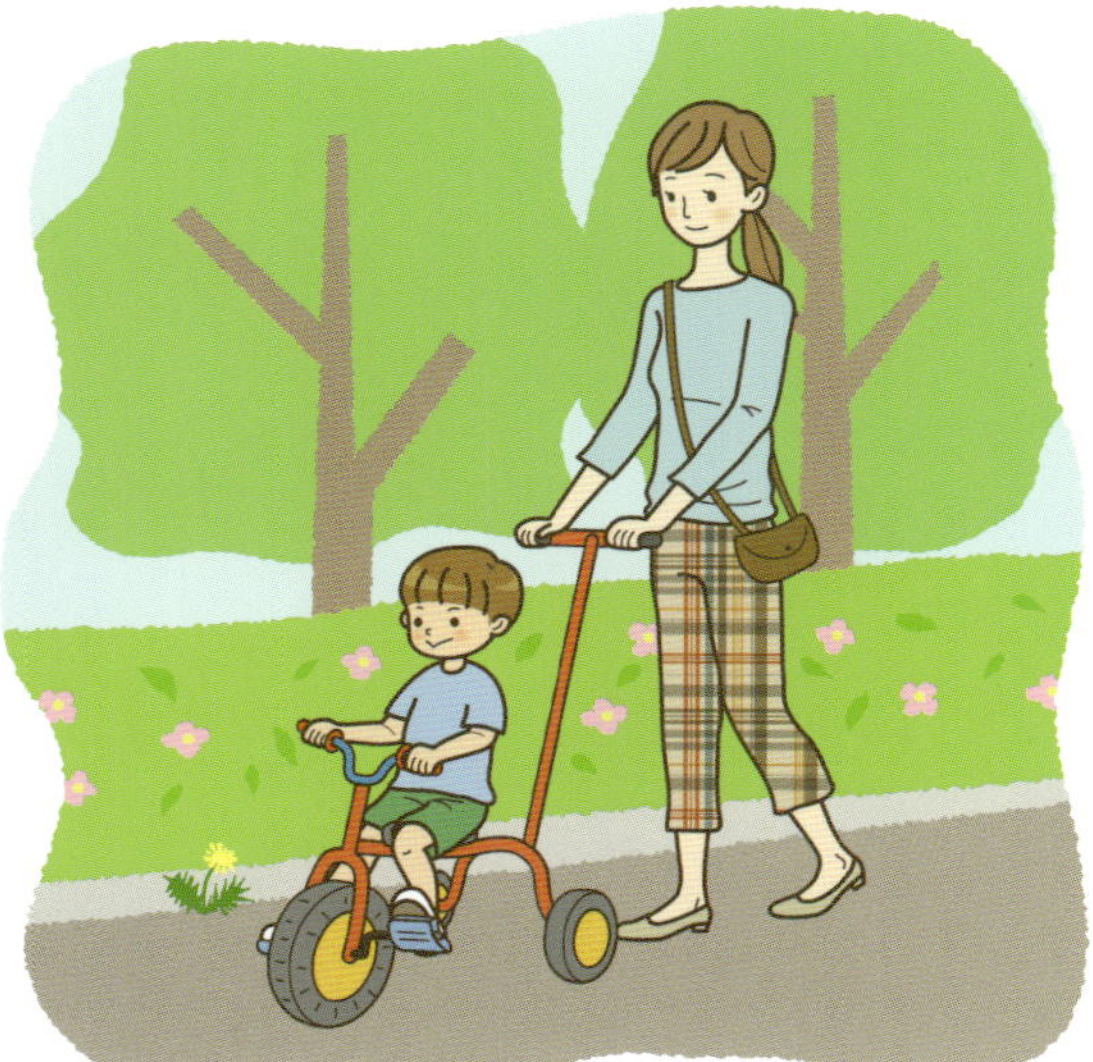

母さんが
「ここに座って、じっとしていてね」

と言うから。Rくんは、言いつけをちゃんと守っているだけなのです。

三輪車は常に足が浮いている状態。お母さんが立ち話をしている時も足は動いていません。家に帰ってからも、座ってテレビを見て、座ってごはんを食べ、お風呂に入って寝る。Rくんの足は、いったいいつ成長するんでしょうか。

ペダルをこいでいるだけでは足の裏に体重が伝わらず、土踏まずが形成されないまま成長してしまう可能性がありま

す。実際、子どもたちの足を見ていると「偏平足」の子が増えていることは明白です。お母さんたちはあまり気に留めていないようですが、土踏まずがあるのとないのとでは、身体の成長に大きな変化が生じるのです（26P参照）。

三輪車をちょっと押してあげるだけで子どものペースで進まなくて済むので、確かにお母さんは楽です。家に帰ってからも、テレビの前に座らせていれば、騒ぐこともなく、じっとしているんですから。でも、それは本当にRくんのためになっているんでしょうか。

3 車社会が足の成長を妨げる

H君のお母さんはドライブ好き。4歳のH君も、生まれたばかりの頃から車に乗っていろいろなところに連れて行ってもらっていたので車が大好きです。最近はH君が退屈しないように、とお母さんが車にテレビまでつけてくれました。「Hは本当に車が好きだなあ」とお父さん。「大人しくしてくれるから助かるわ〜」とお母さん。

実は、都市部よりも郊外のほうが偏平足の子が多い傾向にあります。郊外に住んでいる家族は必ずといっていいほど車を所有しているからです。都心部へは車に乗って移動。せっかく車があるんだからと、歩いて10分のところにあるコンビニにも車で移動。ついつい何でも車に頼ってしまいがちなのです。結果、歩く機会を奪われた子どもたちは足の裏が発達しない偏平足の状態になる可能性が高まります。

車は確かに便利です。しかし、「楽だから」「歩くより時間がかからないから」

と車に乗せられてきた子どもが、その犠牲になっていることに気づいてください。

ドイツの生物学者・ルーが「ルーの法則」を提唱しています。「ヒトの器官や機能は、適度に使えば発達し、使わなければ退化・萎縮する」という法則です。

上半身に比べ下半身は全身の三分の二の筋肉が集まっています。小さいうちから身体をしっかり動かしてこなかった子どもたち、体力は果たしてどこまで低下してしまうのでしょう。考えてみると、恐ろしくなりませんか。

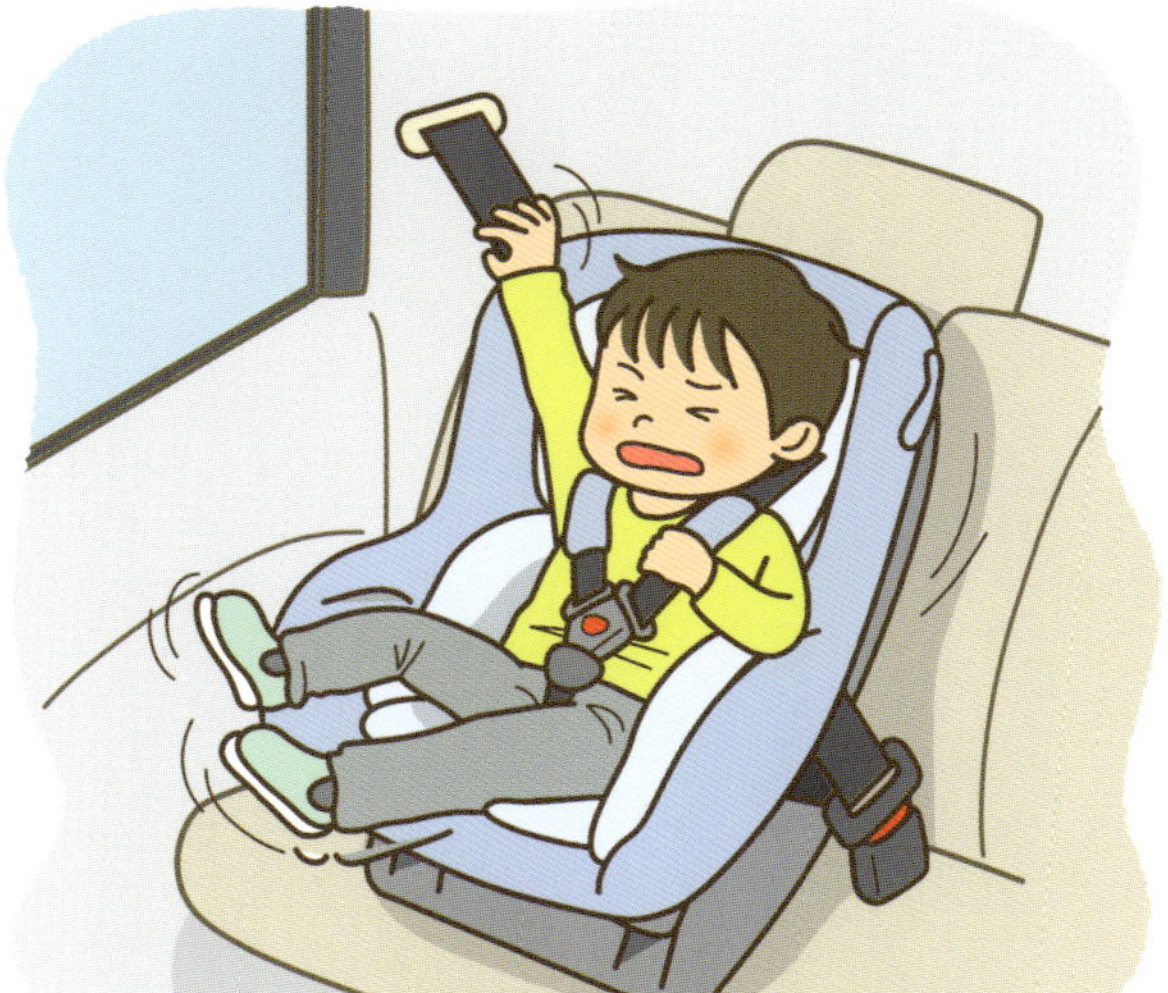

4 歩行器に頼りすぎないで

「かけっこ中に顔から転び歯を折った」「跳び箱をとんだら手首を骨折した」最近はこんなことがしばしば起こるそうです。原因のひとつとして赤ちゃんの頃の「ハイハイ離れ」が考えられます。

子どもがハイハイを始めると「危ないから」と、歩行器に入れるお母さんがいますが、あまりおすすめしません。ハイハイこそ運動器を発達させる大切な運動だからです。

四つん這いは、足や腕はもとより、お腹や背中の筋肉も使います。ハイハイは右足を前に出すと右手が地面につき、左足を出すと左手がつく。この動作の繰り返しです。赤ちゃんはこれを続けることで足のトレーニングを積み、歩けるようになるのです。

ハイハイができるようになったら自由に動けるのが楽しくて赤ちゃんは本当に予想外のことをします。しかし、それを恐れて歩行器に入れてしまうと手足の運動経験値がアンバランスになったまま幼児期

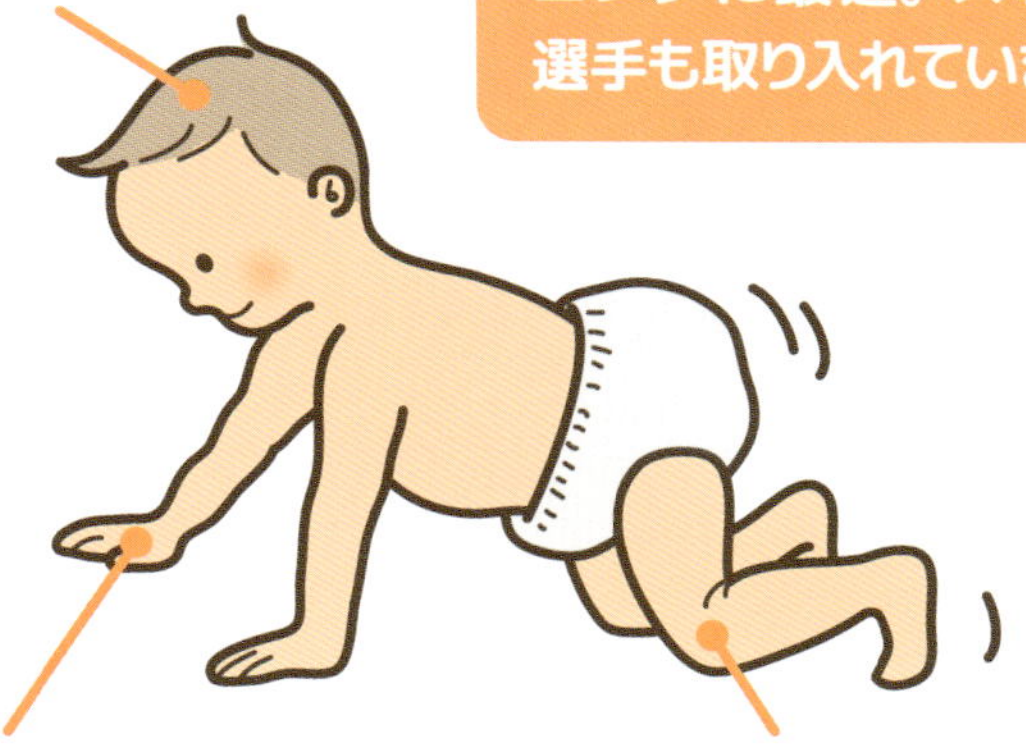
頭を上下に動かすことで三半規管が発達し、バランス能力が高くなる。
ハイハイ運動は体幹トレーニングに最適。スポーツ選手も取り入れています。
手の神経を使うことで手や腕の感覚機能を発達させる。
手足のバランスをとるので全体的に筋肉がつく。

を迎え、転んだ瞬間に手をつけなくなるような事態につながるのです。

とある園で体力テストをしたところ、約半分の子どもたちの運動器官が十分に機能していないことがわかりました。このまま放置していると、立つ・歩く・走るといった基本的能力が低下する「運動器症候群」にかかってしまう可能性があります。

もともとこの病気は高齢者が寝たきりになってしまう原因として挙げられていたのですが、その予備軍が今、子どもにまで広まっているのです。

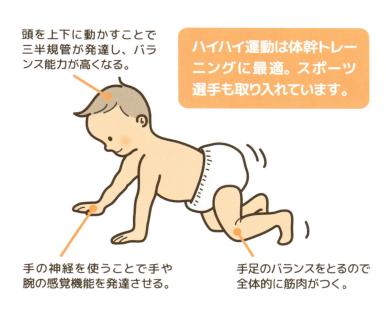

第2章

退化する子どもの足

1 すぐに座る子は要注意

「うちの子、すぐ『抱っこして』って言うからベビーカーがないと出かけられないんです。もう4歳になるのに困っちゃう」

お母さん、笑っている場合ですか。

「もうすぐ3歳になる孫が可愛くてね。この前は一緒に公園で遊んだんだけど、ちょっと遠かったからベビーカーに乗せて連れて行ったよ。長距離を歩かせるのはかわいそうだからね」

おじいさん、おばあさん、それは本当の愛情ではありません。

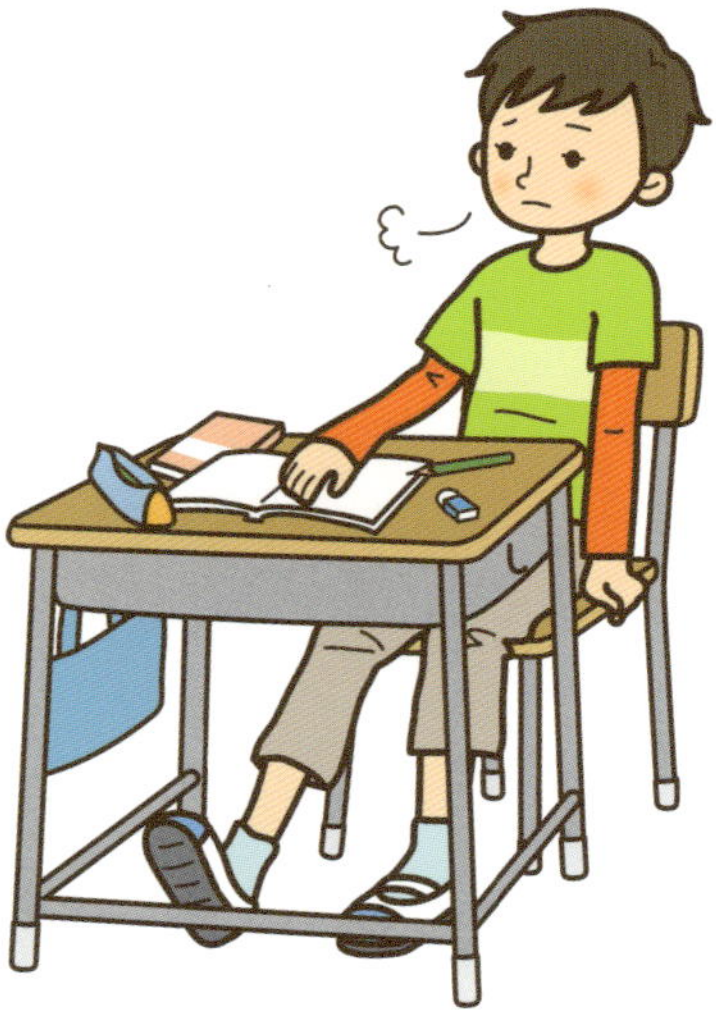

出かけるとき、ベビーカーに乗せられて3歳までを過ごした子どもたち。幼稚園に入園するとどうなるでしょう。
「せんせい、ぼく、おそとであそびたく

ない！　だってつかれるもん！」

「あるくのいやだ！」

そんなことを言う園児が増えていると、先生たちから聞きました。せっかく外に連れ出そうとしても長く歩くことができないのです。それどころか、ずっと椅子に座っている。なかには「うちの子、歩くの好きじゃないので遠足は休ませます」なんて言うお母さんもいるそうです。

バスや電車の中で我先にとイスに座る若者がいますが、きっと、彼らは小さい頃にあまり歩くことをせず、足が発達しないまま大きくなってしまったのでしょう。つまり、3歳までを頻繁にベビーカーに乗せられて過ごした子どもがそのまま成長すると……もう、おわかりですよね。

ドイツの文豪・ゲーテはこんな言葉を残しています。

「すぐに座りたがる若者は、役に立たない」

彼は作品のほとんどを、立ち机を使って書きあげたと言われています。立つことで足の裏に刺激が伝わり、頭が活性化するのでしょう。いかに足を使うのが良いかがわかります。

2 顔から転ぶのはナゼ？

「うちの子の様子が、ちょっと変なんです」

そう言って私のもとを訪れたお母さん。一緒にやってきたのは、最近幼稚園に通いはじめたという4歳のK君でした。

「走るとすぐ転んでしまうんです。顔から倒れるから、いつも顔中が傷だらけで……」

実は、このようなケースは珍しくありません。足の裏には「メカノレセプター」という感覚受容器が備わっています。このセンサーが地面の状態や身体の傾きなどを感知することで筋肉や脳に指令が送られています。

極端に歩く経験をしていない子どもは、このメカノレセプターが未発達で、危険を瞬時に感知することができません。だから踏み込んだときの地面の傾きに体がとっさに反応できずに転んでしまうのです。

そう、K君がよく転ぶ原因は、すべて足の裏にあったのです。では、なぜK君の

［メカノレセプター］

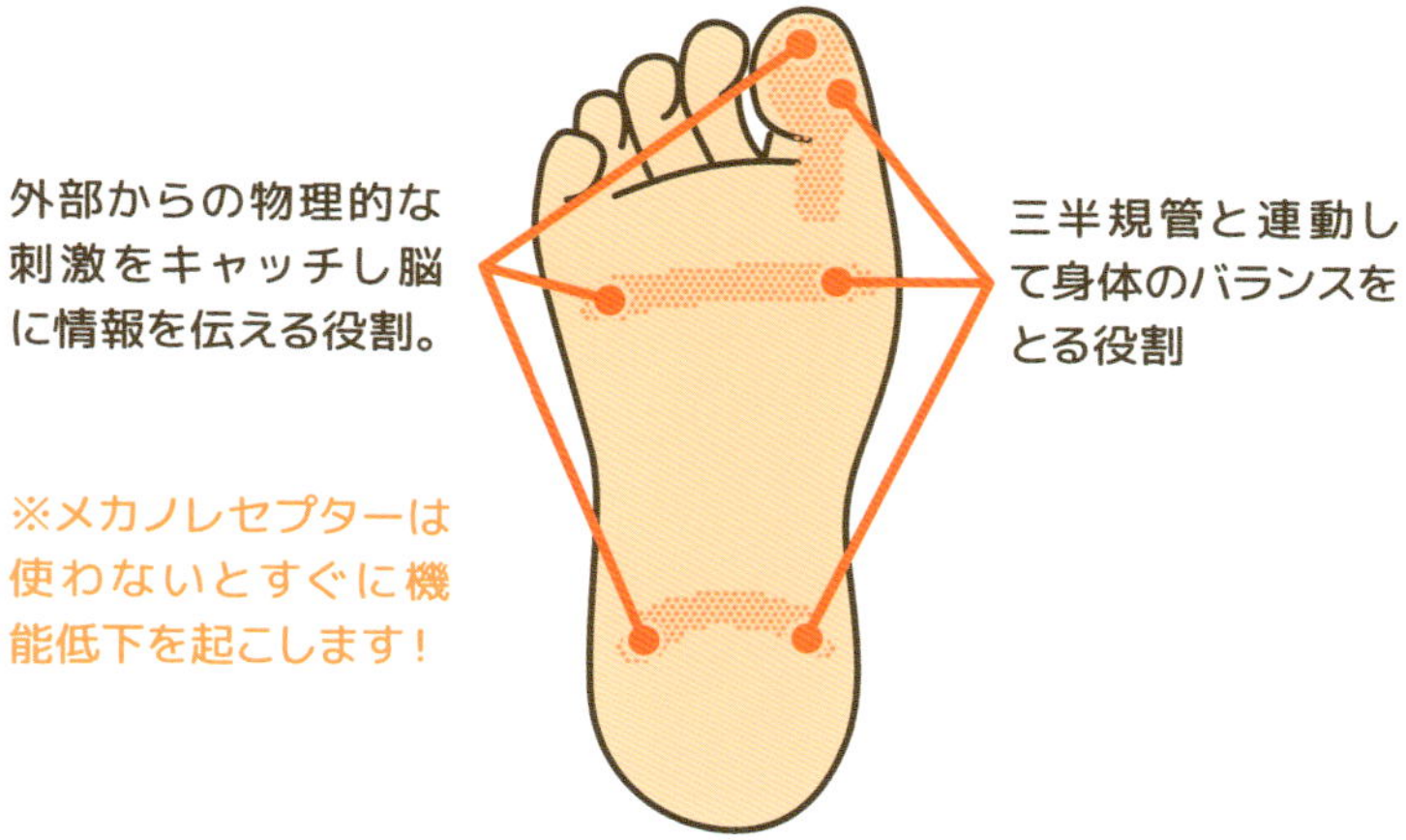
外部からの物理的な刺激をキャッチし脳に情報を伝える役割。
三半規管と連動して身体のバランスをとる役割
※メカノレセプターは使わないとすぐに機能低下を起こします！

お母さんは今までわからなかったのか。K君は園に入るまで外で思いっきり走ることがなかったからです。お母さんにこれまでのK君の生活を尋ねてみると
「確かに外でのびのび走らせることなんてあまりなかったかも……」
と、ハッとした様子でした。
今まであまり足を動かさなかった子が集団生活の中に入り、突然走ることを命じられたら動揺してしまいますよね。K君の身体はこうしてSOSを発信していたのです。

3 「うちの子、まっすぐ走れないんです」

「どこの病院に行っても『異常はない』って言われるんですけど、この走り方は絶対おかしいですよね!?」

慌てた様子で駆け込んできたお母さん。ひっぱられるように連れてこられた小学一年生のD君は不安げな表情です。

「小学校の運動会で50メートル走があるんですけどね、一直線のコースを走るだけなのに、うちの子はあっちへヨロヨロこっちへヨロヨロ、しまいにはつんのめって転んでしまうんですよ。絶対どこか身体に異常があるに違いありません!」

どうやらD君は、まっすぐ走ることができないようです。私はすぐにピンときて、まずD君に普通に歩いてみるように指示しました。すると、まるで歩きたての幼児のようにおぼつかない足取りです。

歩き始めたばかりだと、まだ「歩く」という動作に不慣れで足の骨組みも整っていませんから、こんな歩き方をしていても心配する必要はありません。ただ、D君の場合は小学1年生。7歳になってもまだ幼児同様の歩き方をしているとなると、ちょっと問題です。こうした歩き方を続けていると、当然ながら身体全体の姿勢に影響してきます。

「D君は姿勢も悪いんじゃないですか」

私が尋ねると、驚いた様子でお母さんが答えます。

「実はいくら言っても猫背が治らないんです。食事中も背中を丸めて、いわゆる『犬食い』をして困っていたんですよ」

お母さんは、ご自身のしつけに不安を感じているようでしたが、実はこれも足が関係しているんです。D君の姿勢が悪いのは、前頁（14P）で紹介したメカノレセプターが未熟なことが大きな原因だと思われます。足の裏が発達していないと、姿勢をまっすぐにしたくても、身体にそうするだけの力が備わらないのです。

D君には正しい歩き方の指導（98P参照）をしました。今ではすっかり姿勢も良くなり、犬食いもなくなったと、後日お母さんが嬉しそうに電話をしてくださいました。あれだけ心配していた走り方も治り、かけっこが得意な子として、体育の授業やクラブ活動で大活躍しているそうです。

4 「落ち着きがない子」には共通点が

とある小学校でのこと。ここでは毎月1回、全校生徒が体育館に集まり朝礼が開かれます。校長先生の挨拶が始まってすぐ、何やらモゾモゾ、落ち着きのない子たちが現れ出しました。上半身をフラフラさせたり、重心をかける足を頻繁に変えたり、仕舞いには具合が悪くなって保健室に運ばれる子まで。校長先生の話はわずか5分ほどですが、その間でさえ、じっとすることができない子どもが急増しています。

原因のひとつとして考えられるのは、足。きちんと足の指や裏が発達した場合、立った時の足への圧力はカカトから指全体にかかってきます。ところが未発達の足だと圧力がカカトのみにしかかからないのです。つまり、足の前方に力が入らないと反り返ったような姿勢になってしまいます。それを身体が「まっすぐにしよう」と無理にバランスをとるため、フラフラとしてしまうのです。

そういった子たちは100%、猫背です。

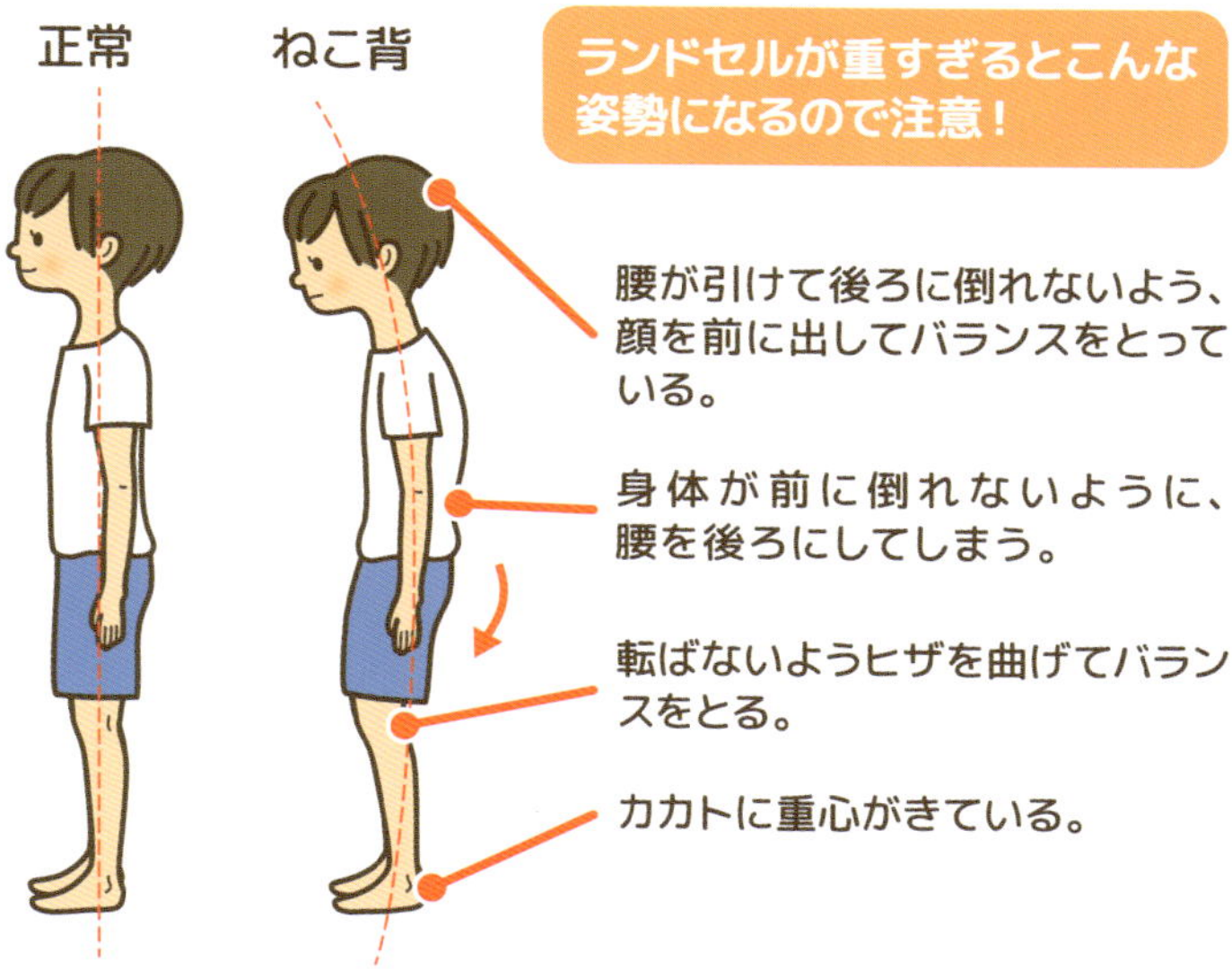
正常
ねこ背
ランドセルが重すぎるとこんな姿勢になるので注意！
腰が引けて後ろに倒れないよう、顔を前に出してバランスをとっている。
身体が前に倒れないように、腰を後ろにしてしまう。
転ばないようヒザを曲げてバランスをとる。
カカトに重心がきている。

さらに身体を支えようと膝を曲げ、腰を落とし、変にバランスをとるのでまるでゴリラのような歩き方になってしまいます。

この子たちの授業中の様子を観察してみると、座っているときもじっとできていません。何度も足を組みかえたり、片膝を立てて座ったり、貧乏ゆすりをしたり……。

足を見てみると、偏平足（26P参照）もしくは浮き指（30P参照）である場合がほとんどです。まずはその原因を知り、そして少しずつ改善していきましょう。

第3章

ひょっとして、うちの子の足!?

1 カニ足（内反小趾）

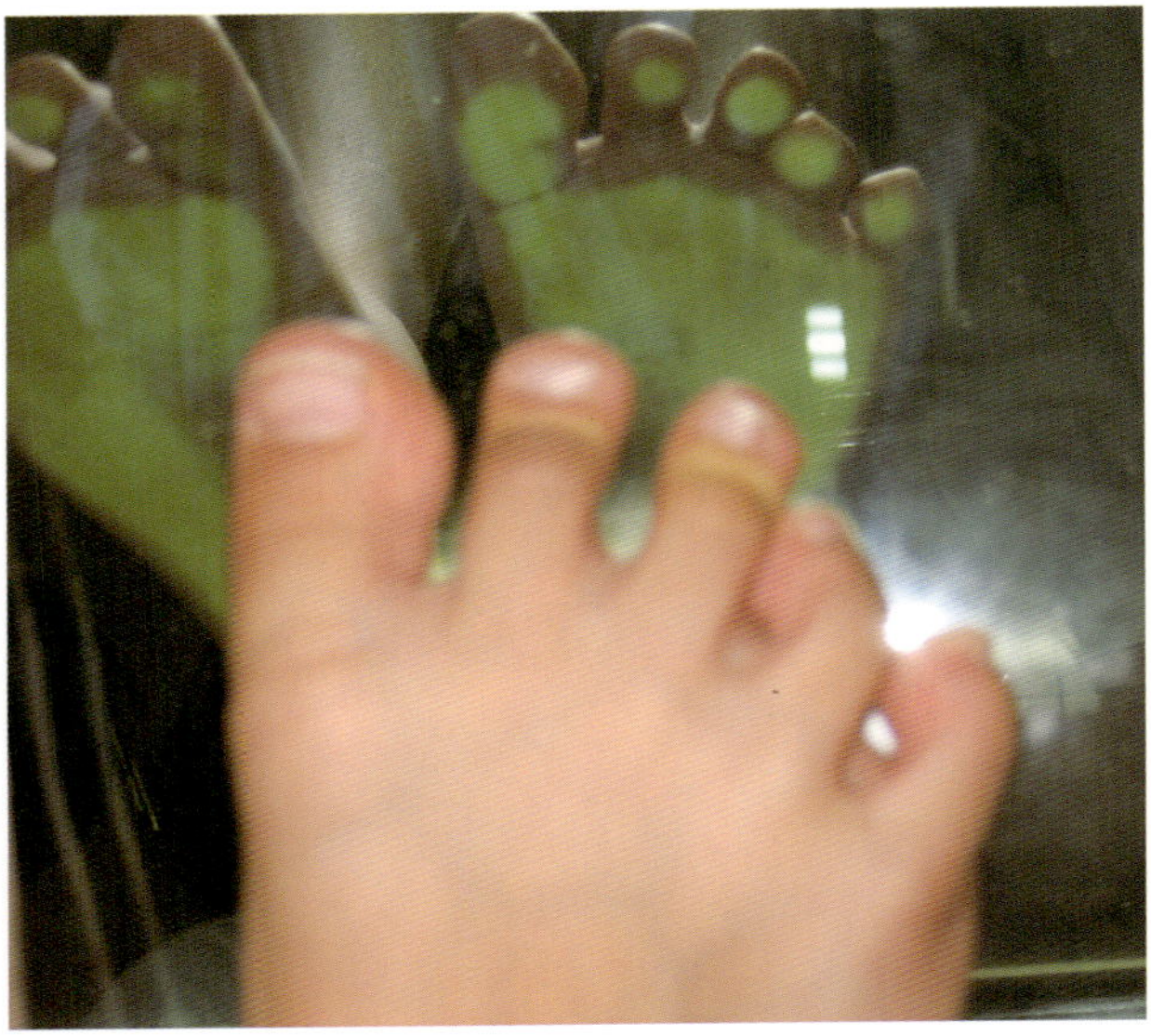

足の親指が小指側に曲がる「外反母趾《がいはんぼし》」は足の病気の代表としてよく知られています。反対に足の小指が親指側に曲がってしまう病気もあります。それが「内反小趾《ないはんしょうし》」や「ねじれ趾《ゆび》」です。

症例写真を見てください。小指が内側に曲がってまるでカニのツメのようにカーブを描いています。さらに小指のつけ根の骨が横に飛び出しているのがわかりますね。

大きな原因のひとつに、乳児期から横

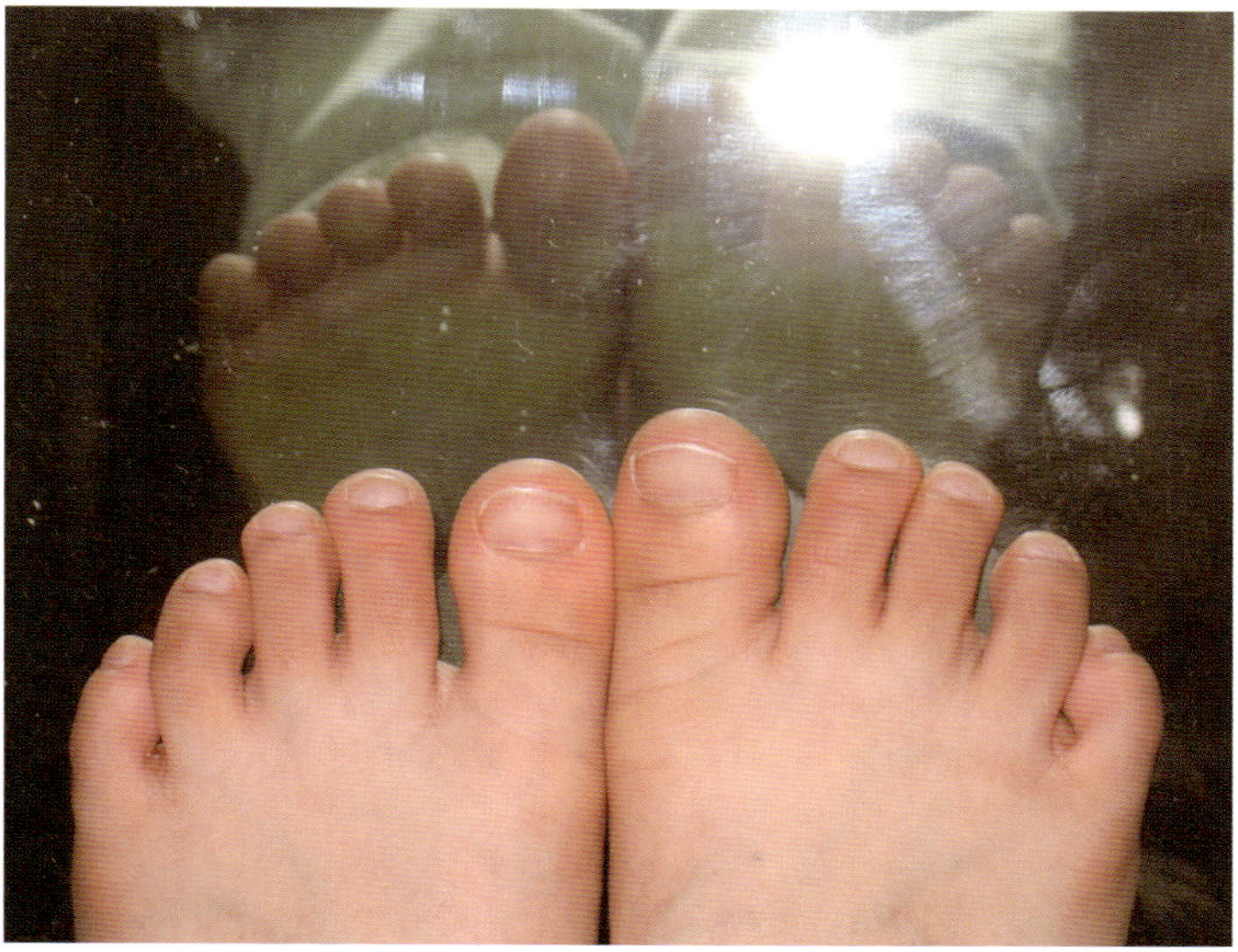

幅の合わない靴を履いてきたことが挙げられます。幅の狭い靴を履き続けたことにより、圧迫されて小指が内側に曲がってしまったのです。さらに、内反小趾の足は外反母趾を併発していることがほとんど。靴に圧迫され続けた小指がやがて薬指の上に乗り始め地面に着かなくなってしまい、そのせいで本来体のバランスを保つ役割である小指の動きが無くなります。体重が親指側に偏ってしまい、結果、外反母趾に繋がるのです。

【改善策はコチラ】

靴の選び方（106P）へ。

2 猫足（ハンマートゥー）

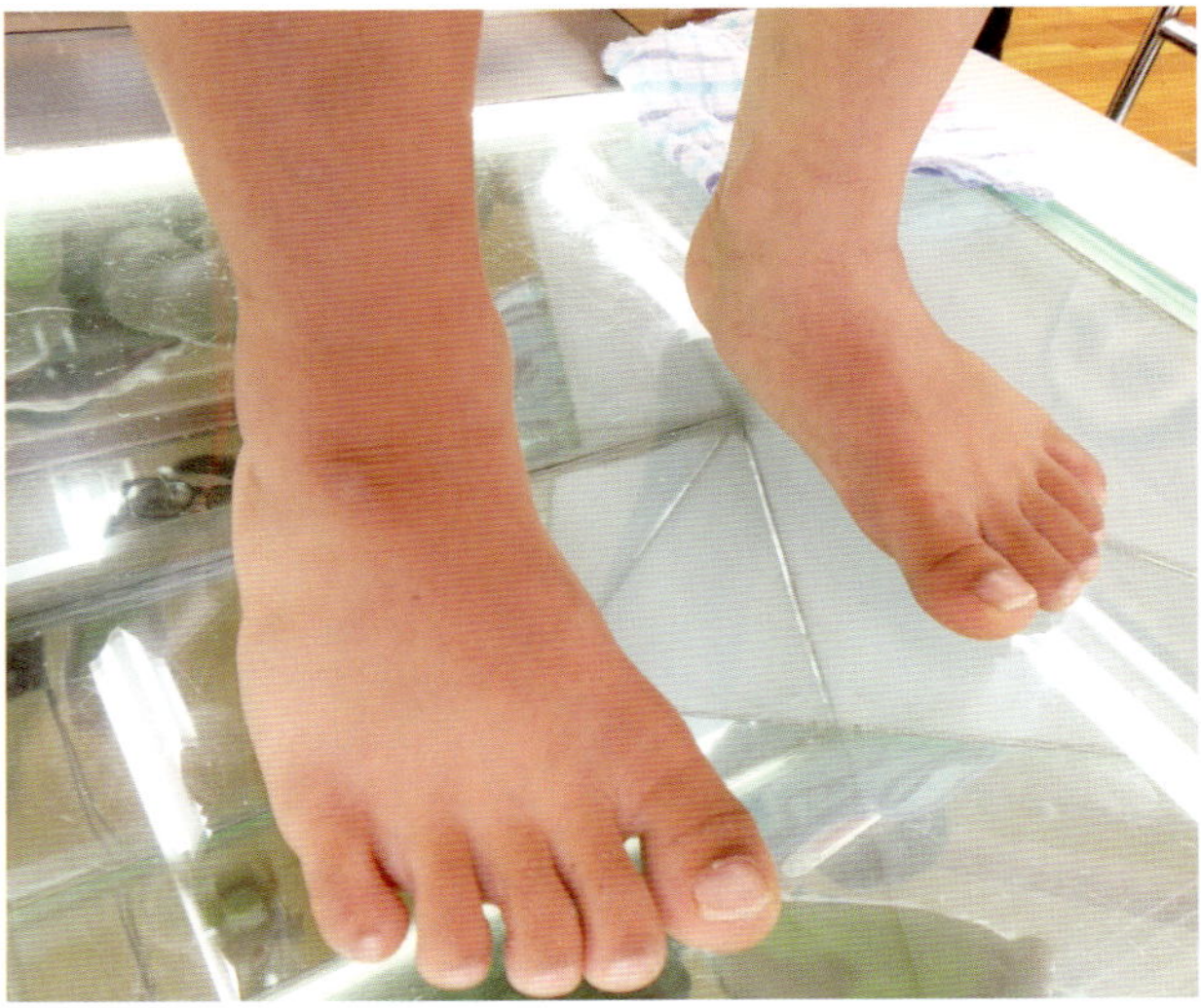

上の写真を見てください。親指以外の指が足の裏のほうに曲がり、ツメの先が隠れてしまって全体を見ることができません。まるで猫の手足のようです。このような足を「ハンマートゥー」と言います。

お子さんを裸足の状態で、床に立たせてみましょう。その際、足の指の関接が「く」の字に曲がったら「ハンマートゥー」の可能性が高いと言えます。主に人差し指、中指に発生することが多く、バランス感覚が失われ転倒しやすくなります。

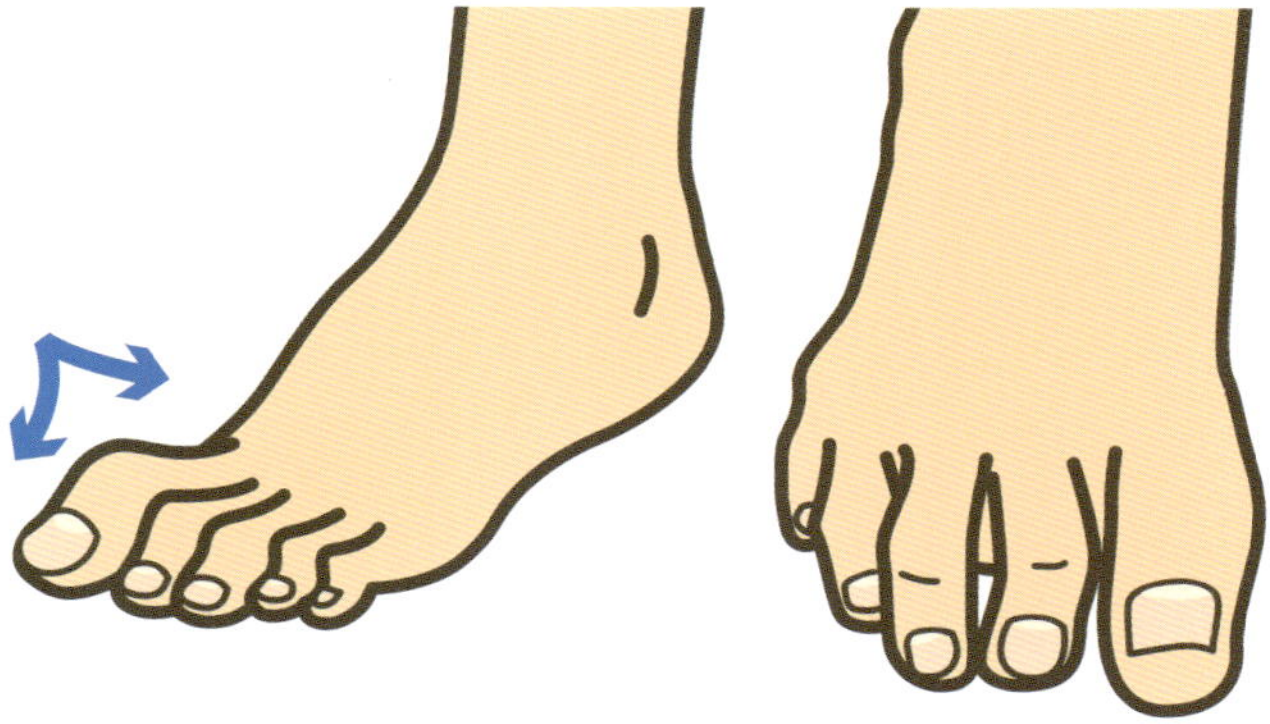

ハンマートゥー

ツメが天井を向かず、前方を向いてしまう状態。大きすぎる靴を履いている子どもによく見られます。

原因は、サイズが小さすぎたり大きすぎたりと、足に合わない靴を履いていること。おさがりの靴の場合でも、きちんとサイズを計りましょう。たとえ兄弟であろうとも子どもの成長はそれぞれ違います。形を変えられない靴に代わって指が靴の形に合わせて曲がったまま成長してしまう。その結果が「ハンマートゥー」なのです。

【改善策はコチラ】
足改善グッズ（134Ｐ）へ。
家庭でできる元気な足の作り方（100Ｐ）へ。

3 うちわ足（偏平足）

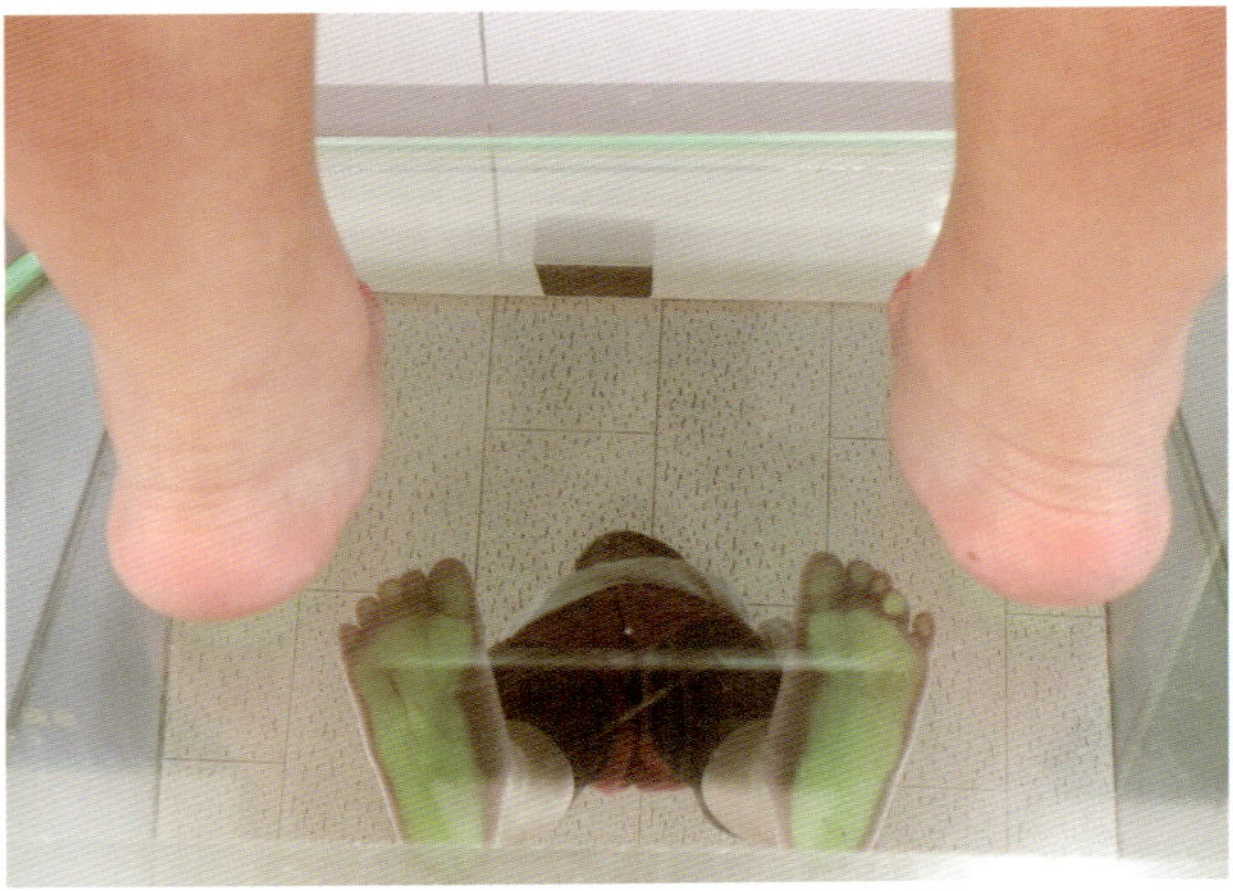

現代っ子に多いと言われる「偏平足」。土踏まずが形成されず、全体がぺったりと地面についてしまう足のことを指します。乳幼児は足の裏に脂肪組織がたくさんあるので、生まれた頃の足の裏はみんな平らです。3歳辺りから土踏まずが形成されはじめます。

しかし、この成長段階で足の裏を刺激するような凸凹道を歩かなかったり、1日あたりの歩数が少なかったり間違った歩行を繰り返したりすると、足の裏の腱

【土踏まずの見方】

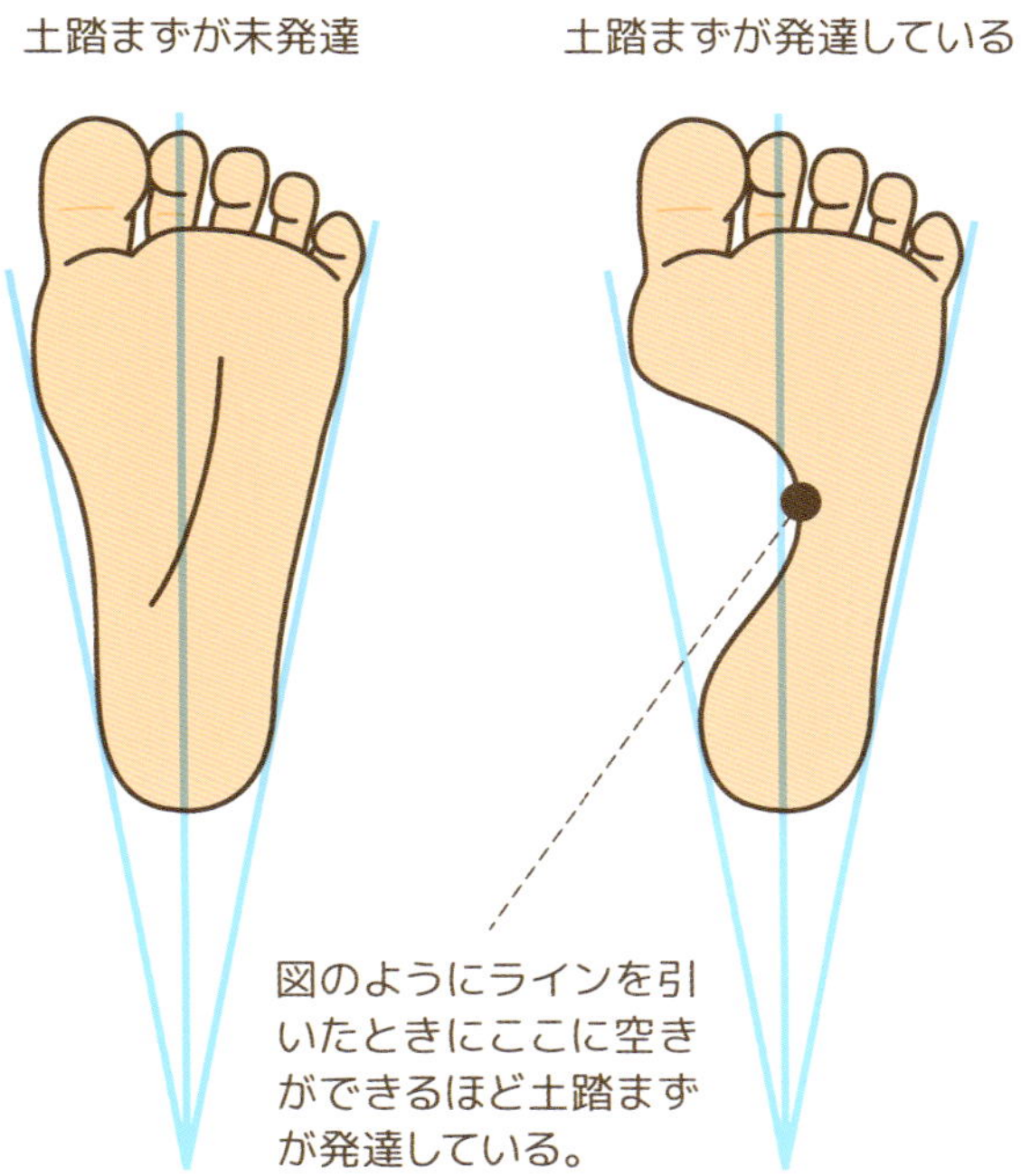
土踏まずが未発達
土踏まずが発達している
図のようにラインを引いたときにここに空きができるほど土踏まずが発達している。

や筋肉が鍛えられず指を使って踏ん張ることができなくなります。結果、偏平足になってしまうのです。「偏平足」は痛みがないのでこれだけだと症状を訴えることがなく、発見が遅れてしまいがち。土踏まずを作るには正しい歩き方が重要です。活発に動いているから大丈夫ということではありません。

【改善策はコチラ】
足改善グッズ（134P）へ。

4 ハの字足（外反足）

カカトの骨が身体の中心線より外側に傾いた状態を「外反足」と言います。

写真のように、後ろから見るとよくわかります。カカトの部分が「く」の字型に外側を向いていますね。このような足は、体重がかかったときに足首から内側だけが地面に接触してしまうため、内側のくるぶしに負担がかかり、ねんざや骨折を招きやすくなります。さらに悪化すると「外反偏平足」へと症状が進行してしまいます。

歩き始めた幼児は骨や筋肉が未熟なため、外反足なのが自然です。カカトの位置が安定するのは4、5歳頃と言われていますから、この期間をどう過ごすかが重要です。

たとえば裸足のままカカトに激しい衝撃を与え続けると、カカトに直接振動が伝わり骨の位置をずらしてしまいます。これを繰り返すと成長途中のカカトの骨がその状態のまま固まってしまう可能性があるのです。また、幼い頃から

子どもの足を後方から見るとアキレス腱があるのがわかります。本来、カカトはアキレス腱の延長線上の中心部にあるはずですが、これは外側にずれている状態です。

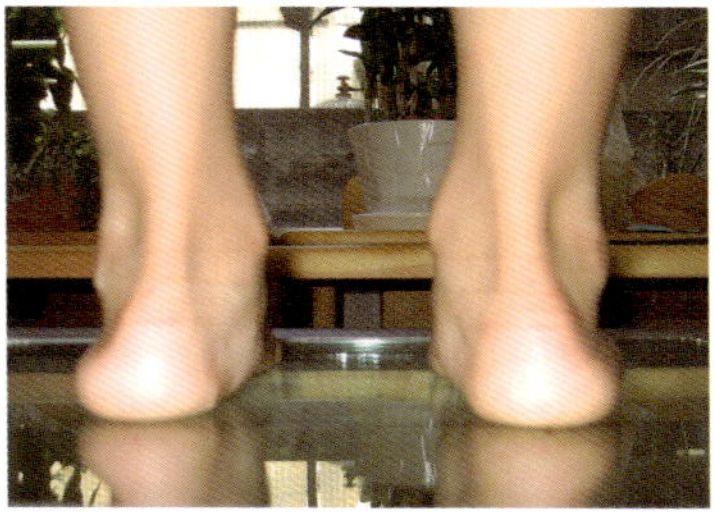

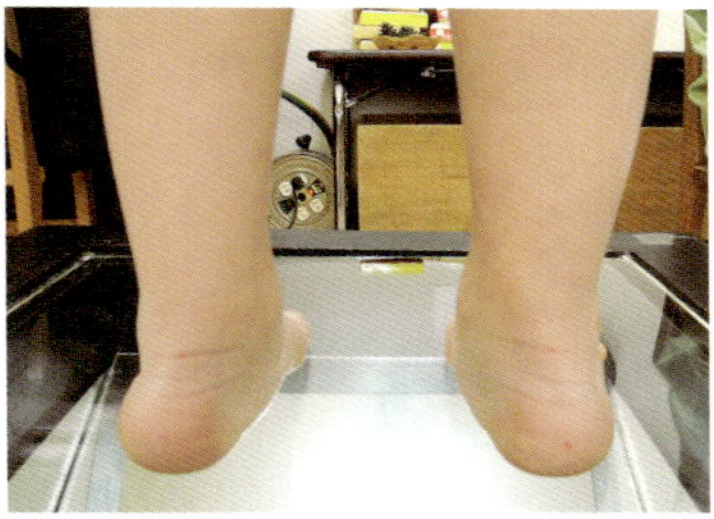

6歳のお子さんの足です。歩行量とともに発達してくるはずのアキレス腱がはっきり見えない状態。おそらく、幼い頃の歩行量が少なすぎたことが原因でしょう。

歩行量が少ないと足作りに必要な腱や筋肉が未発達のまま成長し、体重が支えきれなくなってしまうこともあります。「外反足」は足の関節をはじめ全身に様々な負担がかかり、結果、病気や障害を引き起こしやすくなるのです。

【改善策はコチラ】

カカトの骨をまっすぐ支える必要があります。くるぶしまでを覆うしっかりとした靴を選びましょう。症状が軽いうちは「外反足矯正インソール」を靴に取り付けて改善することもできます（134P）。

5 飛行機足（浮き指）

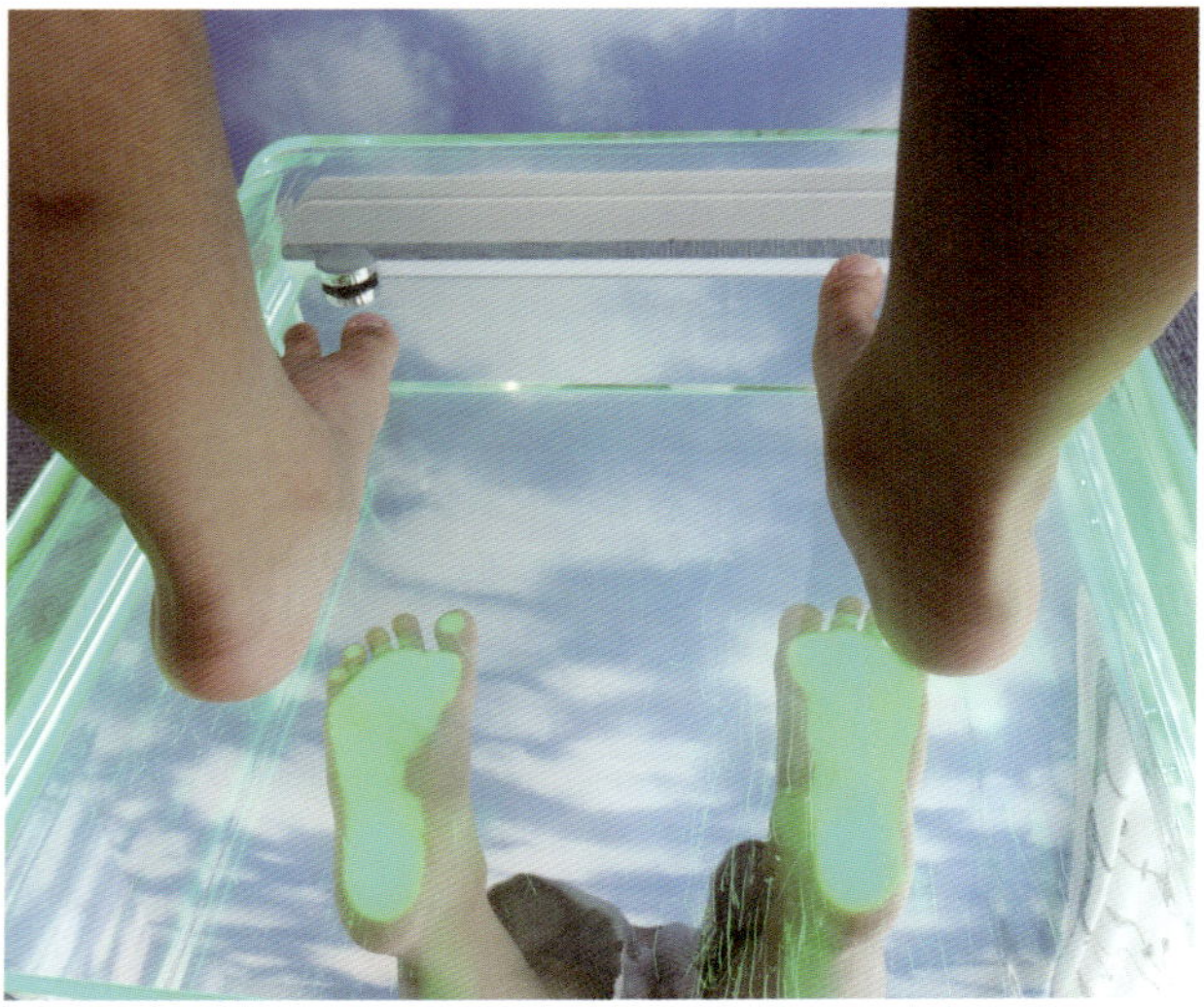

▲ 右足は親指が、左足は人差し指と中指が浮いています。

最近増えてきたのが「浮き指」です。上の2枚の写真は、6歳の男の子の足の裏を撮影したもの。なぜか足の指が少ししか写っていませんよね。これが浮き指です。

浮き指は、斜面の上り下りをはじめ、直線的な動きや単一的な身体の動かし方をしている子に多く見られます。少しオーバーな言い方をすると、足の小指が退化し始めているのです。幅の狭い靴を履かせていると、ほとんどの子が浮き指

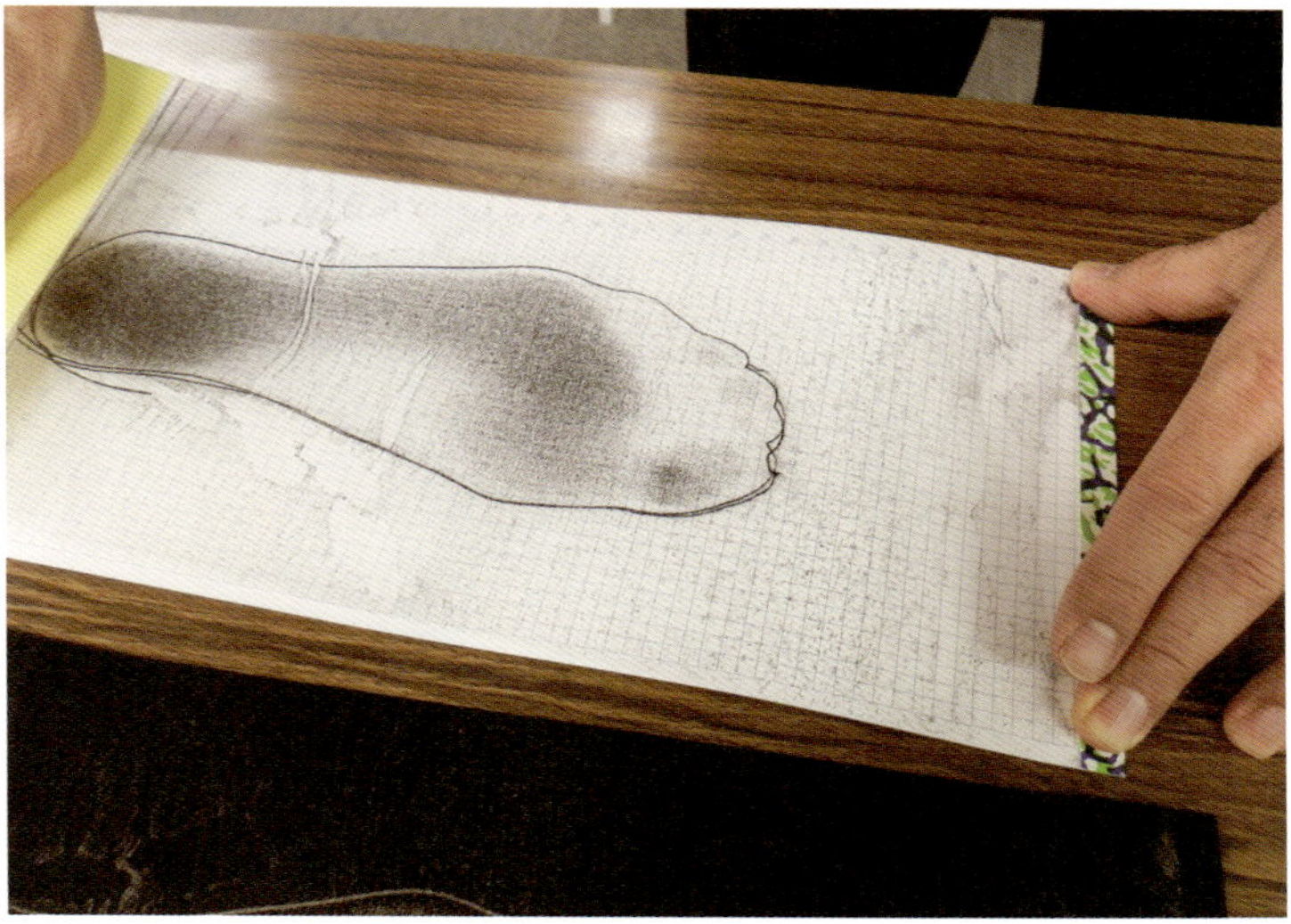

▲ フットプリンターに乗ると指が消えているのがわかります。

になってしまいます。靴の幅は絶対に気を付けて見てください。

また、赤ちゃんの頃にハイハイをあまりせずにすぐに歩行器に入れられてしまった子の多くは、身体全体を使う機会がないまま大きくなるため、足の指の力が弱い傾向にあります。

【改善策はコチラ】
「握足手運動」がおすすめ（100Ｐ）。
靴の選び方（106Ｐ）もチェック。

6 マル脚（O脚）

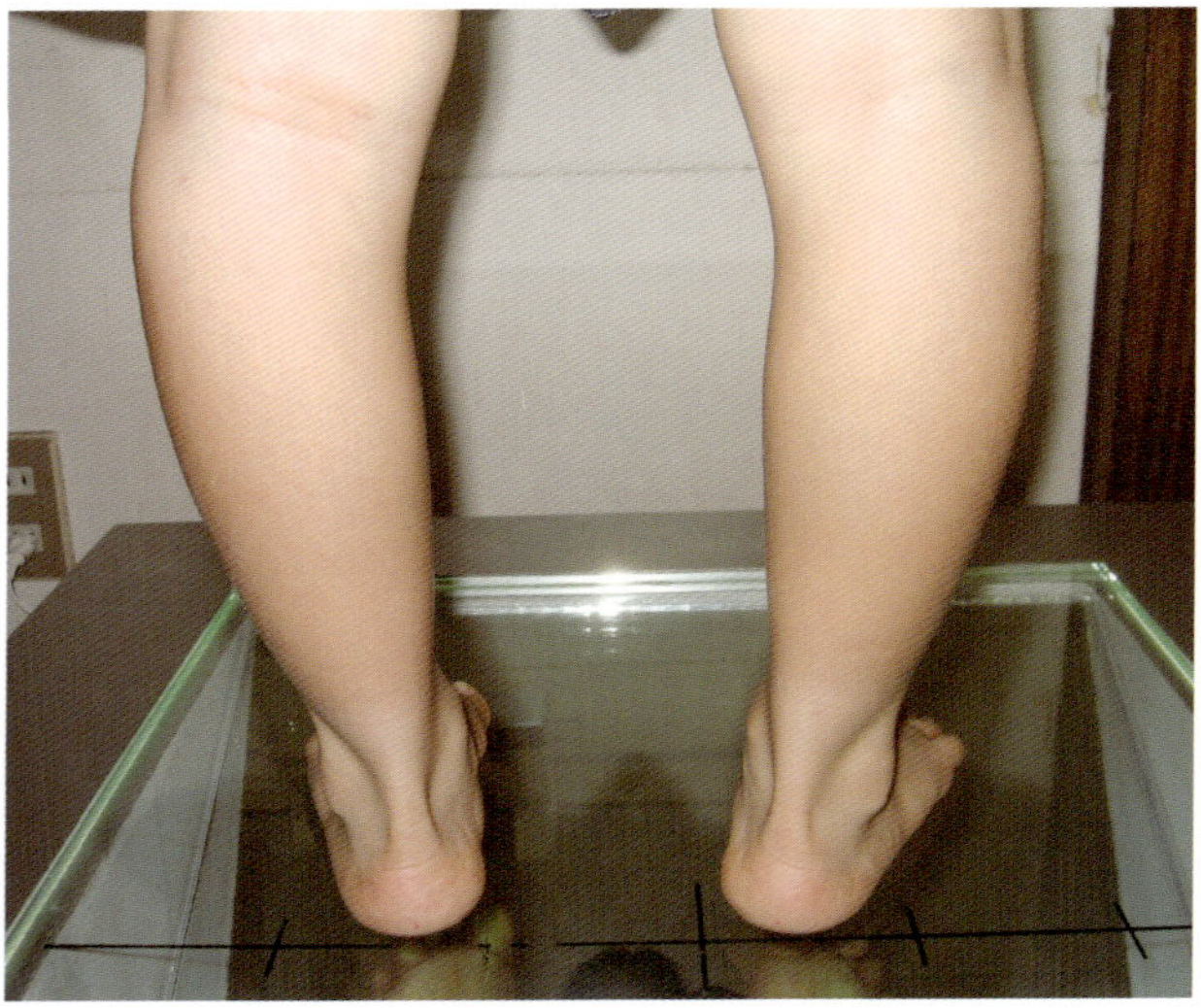

両足をそろえて立ったときにひざがくっつかずに離れてしまうのは「O脚」の証拠です。発育途中の3、4歳くらいまでの子どもはあまり気にすることはありません。みんな最初のうちは曲がった状態で、成長とともにまっすぐ伸びた脚になることがほとんどですから、子どもがO脚だからといってすぐに心配する必要はないのです。ただ、5、6歳になってもO脚のままであれば、用心しながら矯正をすることをおすすめします。

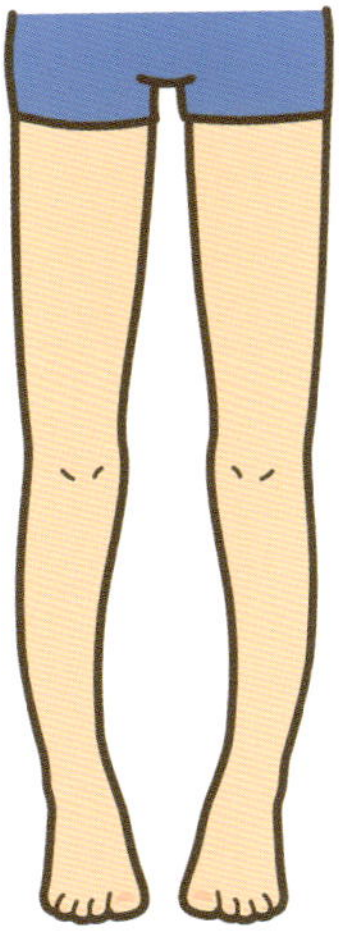

ひざ下と股関節のO脚

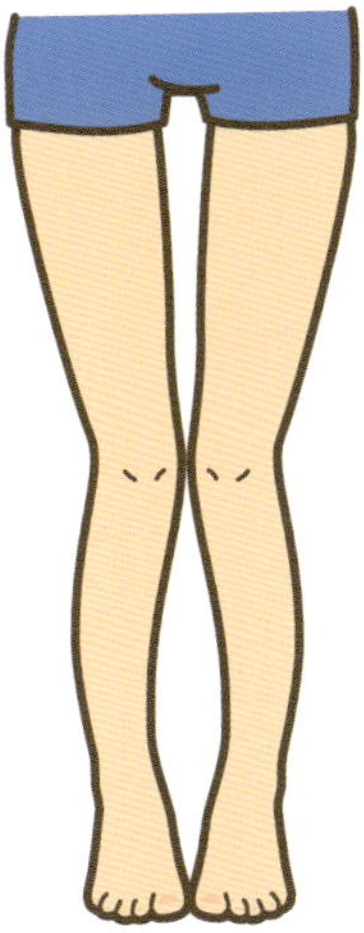

XO脚

なぜO脚になってしまうのか。その原因のひとつに「ねじれ歩行」や「ガニ股歩行」など、下半身の柔軟性に欠けていることが考えられます。特に、ガニ股のクセがついてしまうと、O脚を引き起こしやすくなります。

このまま放置していると、ねんざしやすくなるだけでなく「変形性ひざ関節症」や転倒しやすい体になる可能性が高まります。

【改善策はコチラ】

O脚を矯正するためのインソールを装着した靴を履きましょう（134P）。

7 バツ脚（X脚）

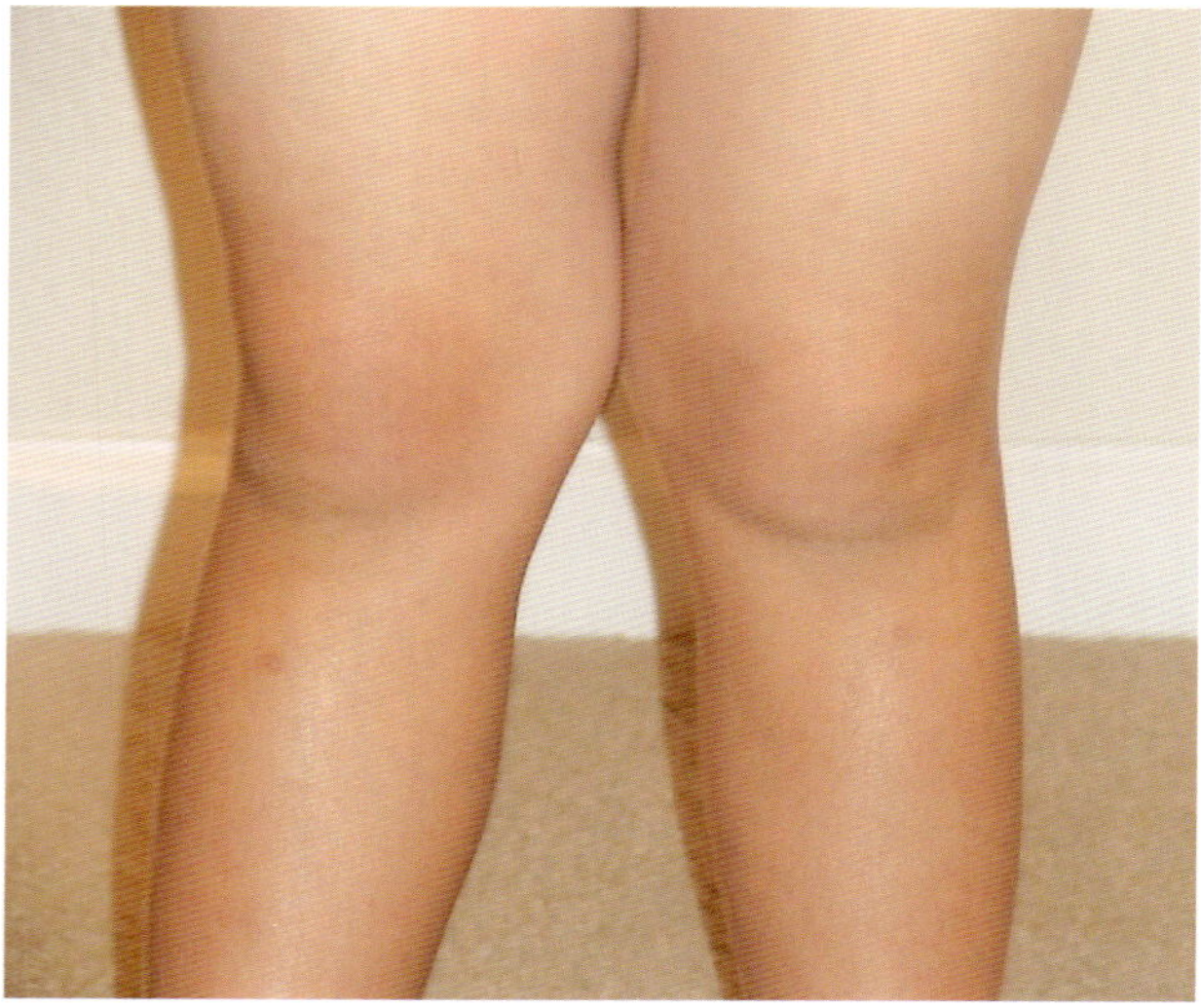

両足をそろえて立った時に、両ひざはくっつくのに両脚の内くるぶしが離れてしまうのが「X脚」です。3、4歳まではX脚やO脚を繰り返しながら成長していくので幼いうちはそれほど気にすることはありません。しかし、O脚と同じように、5、6歳になってもX脚のままであれば改善したほうがよいでしょう。

X脚の原因は内股歩行やカカトの変形、足の指の変形によるものなど、色々な説があります。これらを放置したま

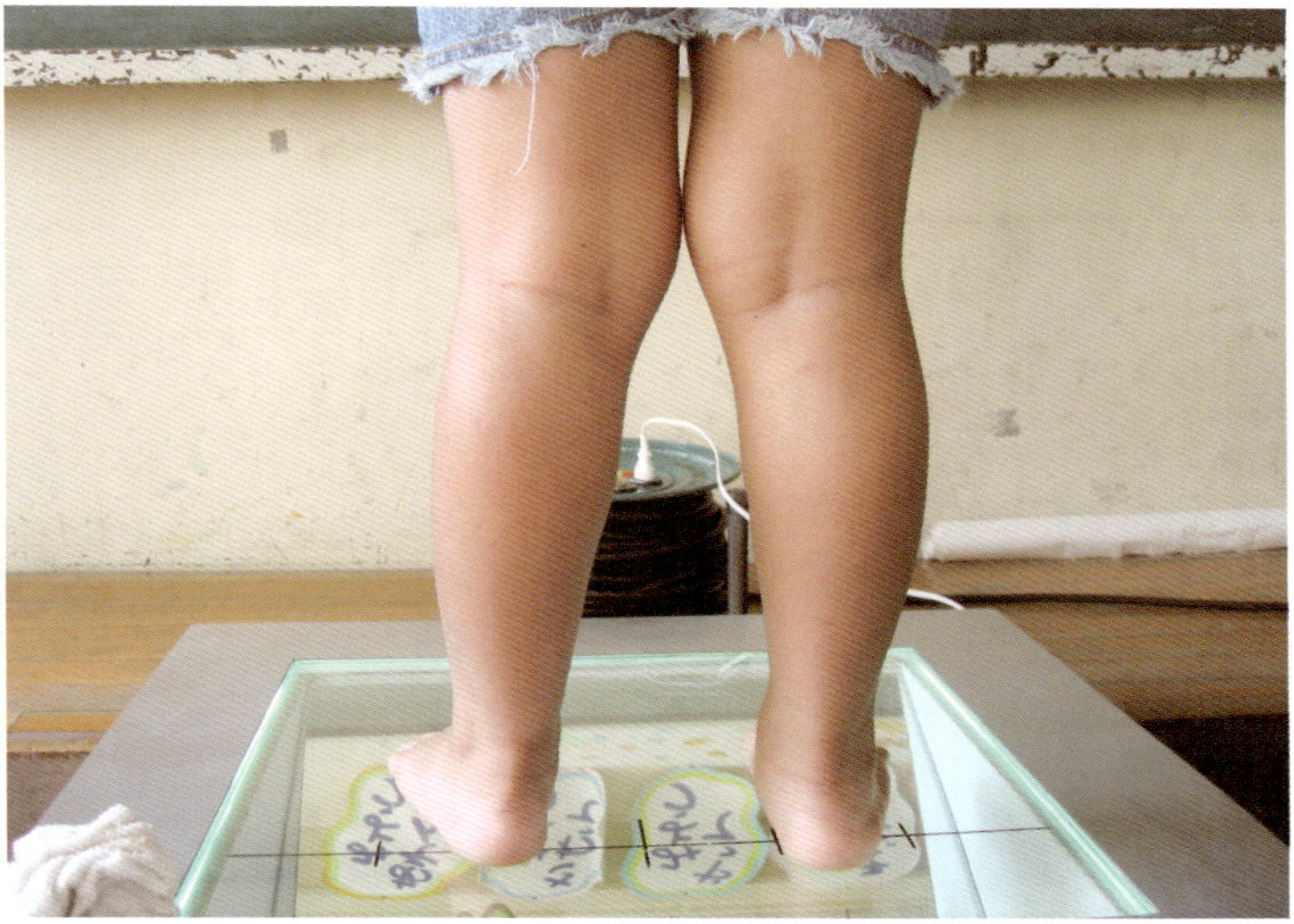

ま成長してしまうと、「歩きにくい」「疲れやすい」「すぐ転ぶ」「運動が嫌いになる」といった問題が生じる傾向にあります。また、大人になり体重が増えることによって腰・膝・おしり・股関節に痛みが広がり歩行障害になるケース（80P参照）も考えられます。

【改善策はコチラ】
X脚用インソールを装着しましょう（134P）。

第4章

子どもの将来は足で決まる

1 裸足と上靴、どっちがいいの？

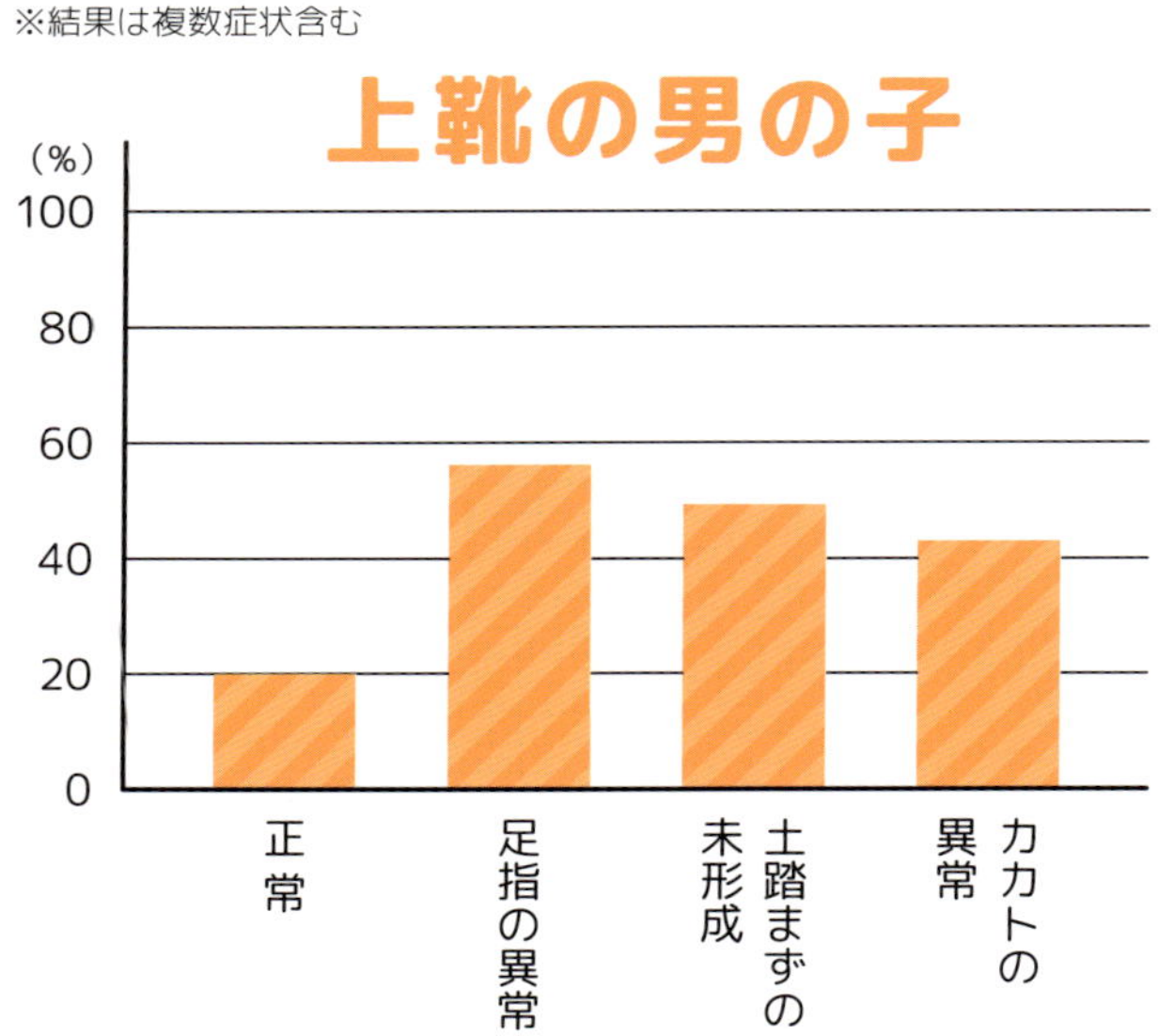
※結果は複数症状含む
上靴の男の子
(%)
100
80
60
40
20
0
正常
足指の異常
土踏まずの未形成
カカトの異常

裸足保育を特徴として掲げている保育園をよく見かけます。

「うちは裸足保育なので、園児たちはみんな土踏まずがしっかり育っています！」

「靴で締め付けず、足の指をたくさん使うのでバランス感覚が鍛えられます！」

そんな言葉に引き寄せられるように、お母さんたちも「裸足保育はいいわね」と評価しているようです。

でも、本当にいいことだらけなのでしょ

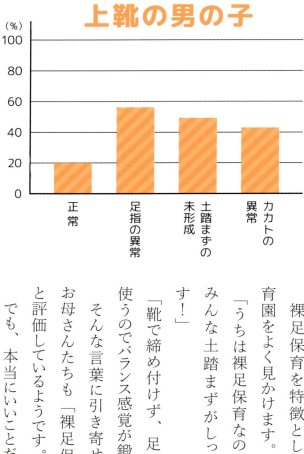

※結果は複数症状含む

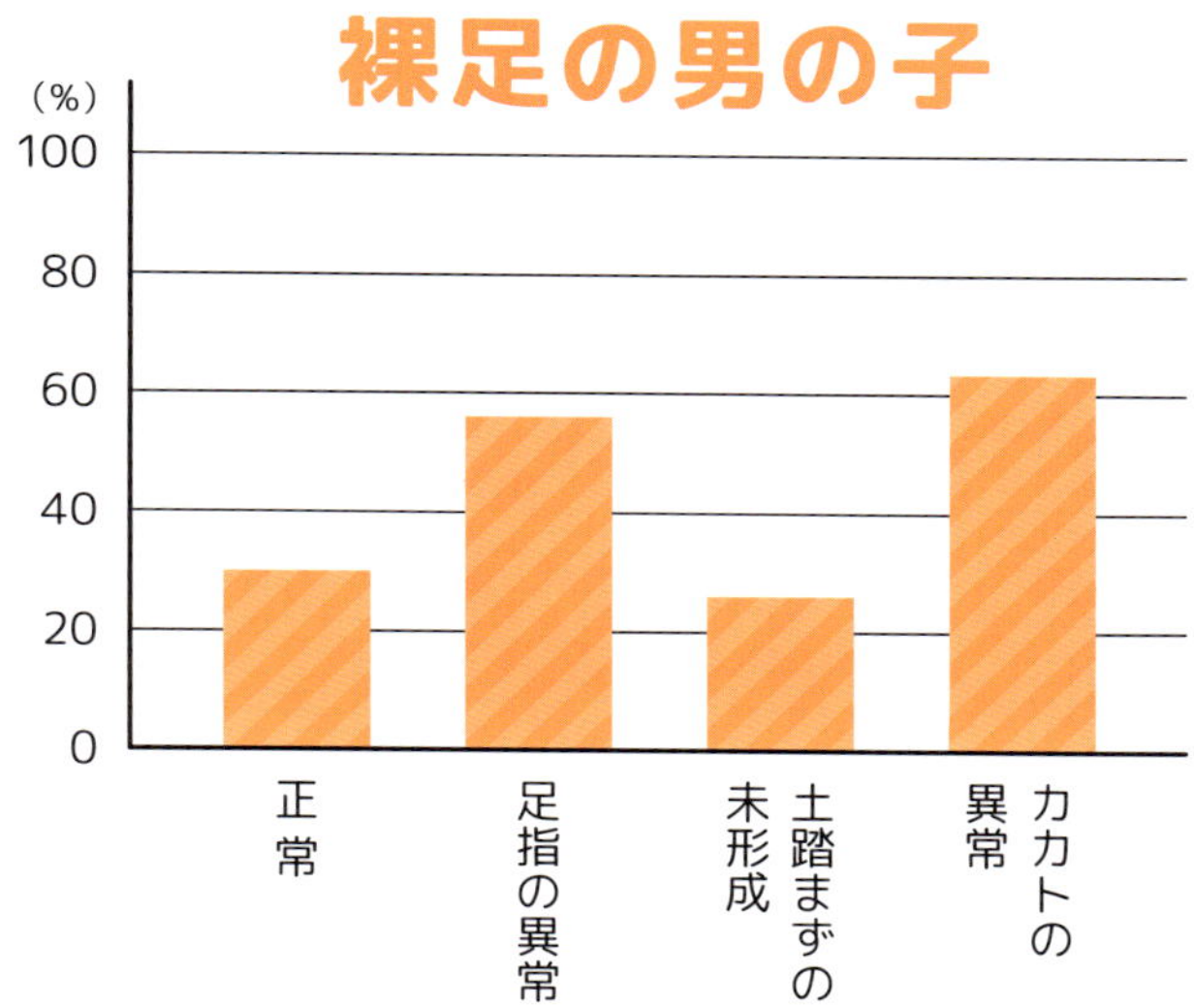

うか。

小学校の入学を控えた裸足保育と上靴保育の年長の男女を対象にカカトの変形や土踏まずの形成、足の指の異常などを調べてみました。

まず、上靴と裸足の男の子を比較してみましょう。

上のグラフでは正常な子は裸足保育に多く見られますが、指の異常はどちらも半数以上の子に見られます。土踏まずが未形成の子は上靴保育の子に多く、カカトの異常は上靴保育に比べて裸足保育が20％以上も多いという結果に。

※結果は複数症状含む

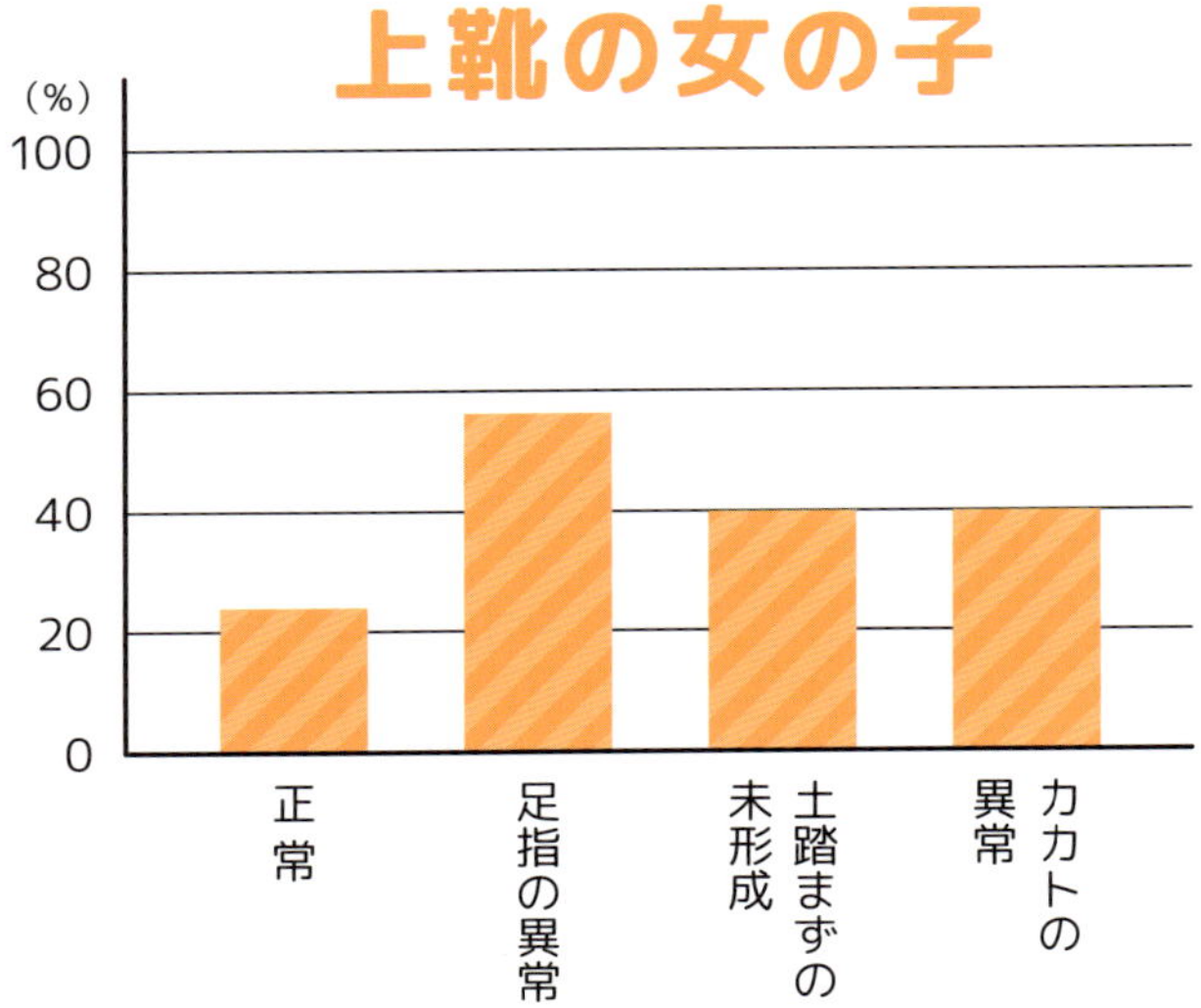

では、女の子はどうでしょうか。正常な子はほぼ同率です。足指の異常は裸足が60%。土踏まずの未形成はやはり上靴保育のほうが多いようです。カカトの異常は20%以上も裸足保育の子に多いということがわかりました。

次は上靴と裸足保育それぞれの総合を比較してみましょう。

42ページを見てください。足指の異常はほぼ同じくらいです。土踏まずの未形成はやはり上靴保育の子に多く、カカトの異常は裸足保育の子に多いということがこうして明らかになりました。

※結果は複数症状含む

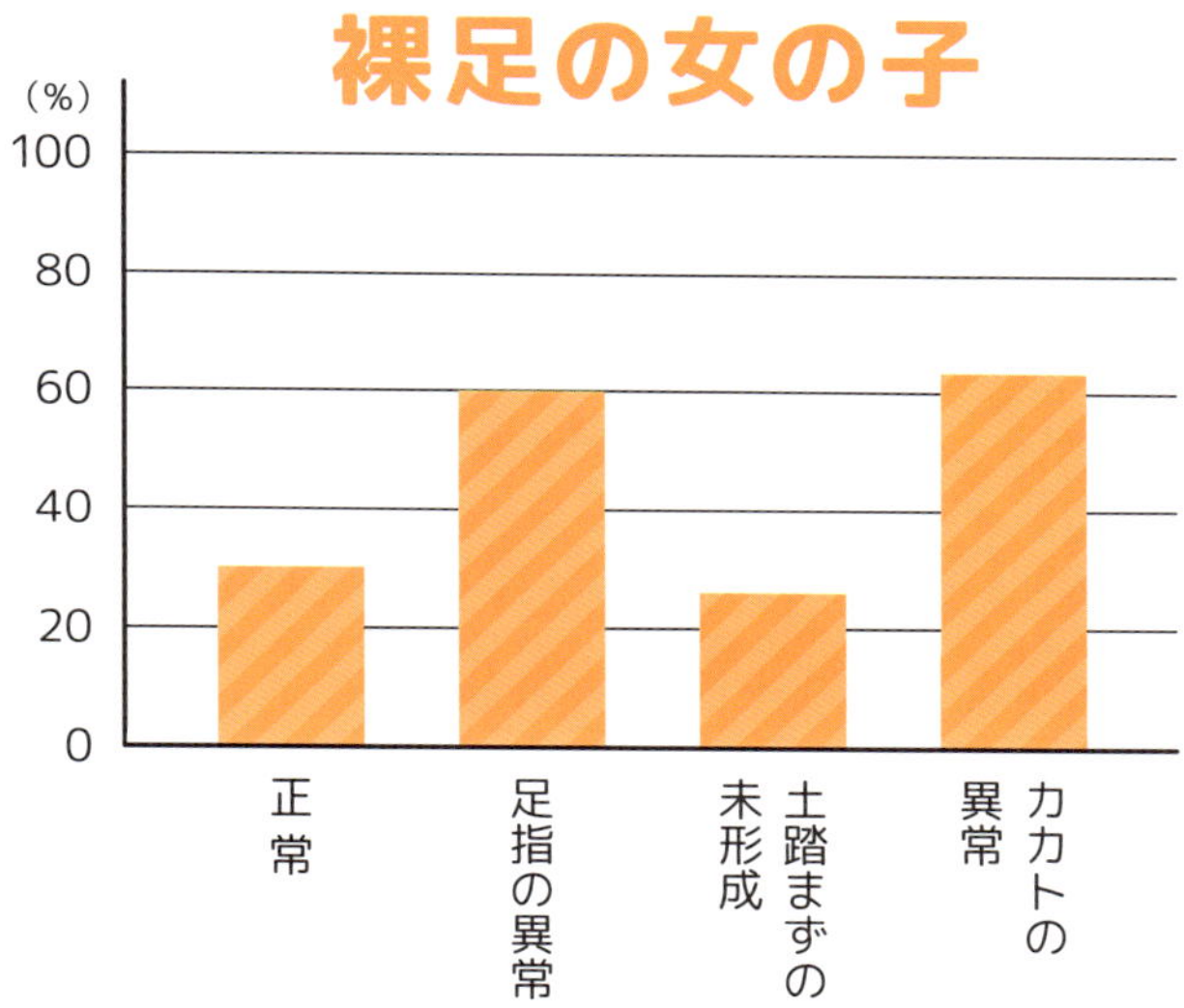

43ページでは上靴・裸足保育を含めた男の子と女の子の総合を比べてみました。特に目立つのは、足指の異常は女の子に多く、土踏まずの未形成は男の子に多いという点ですね。カカトの異常も男の子のほうが多くなっているようです。

年長児になると様々な動きが活発になります。つまり、足が育つ環境、育ち具合をチェックする必要がある年齢だということです。このときに放置してしまうと男の子も女の子もさらに足の変形に拍車をかけてしまうでしょう。

※結果は複数症状含む

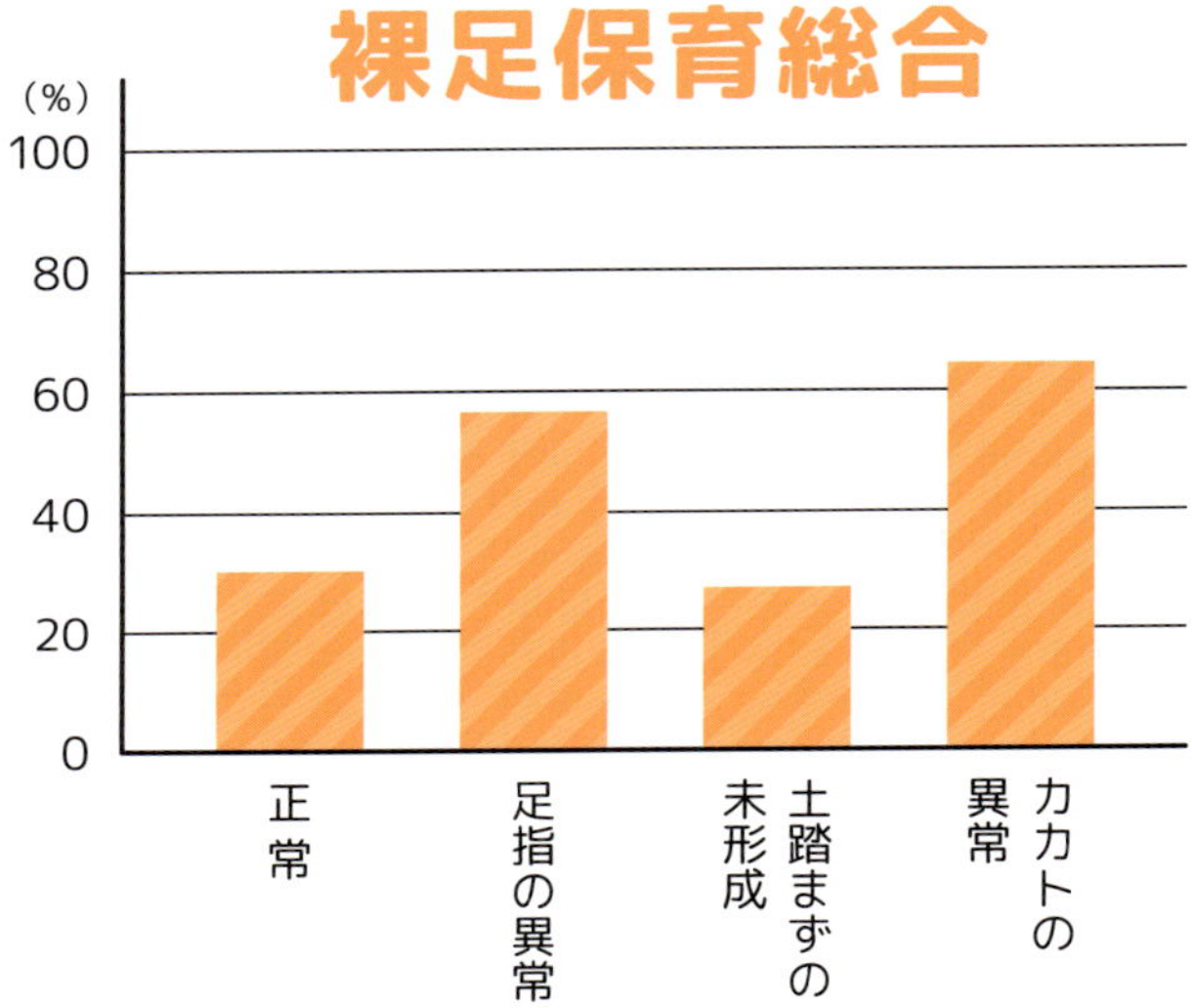

※結果は複数症状含む

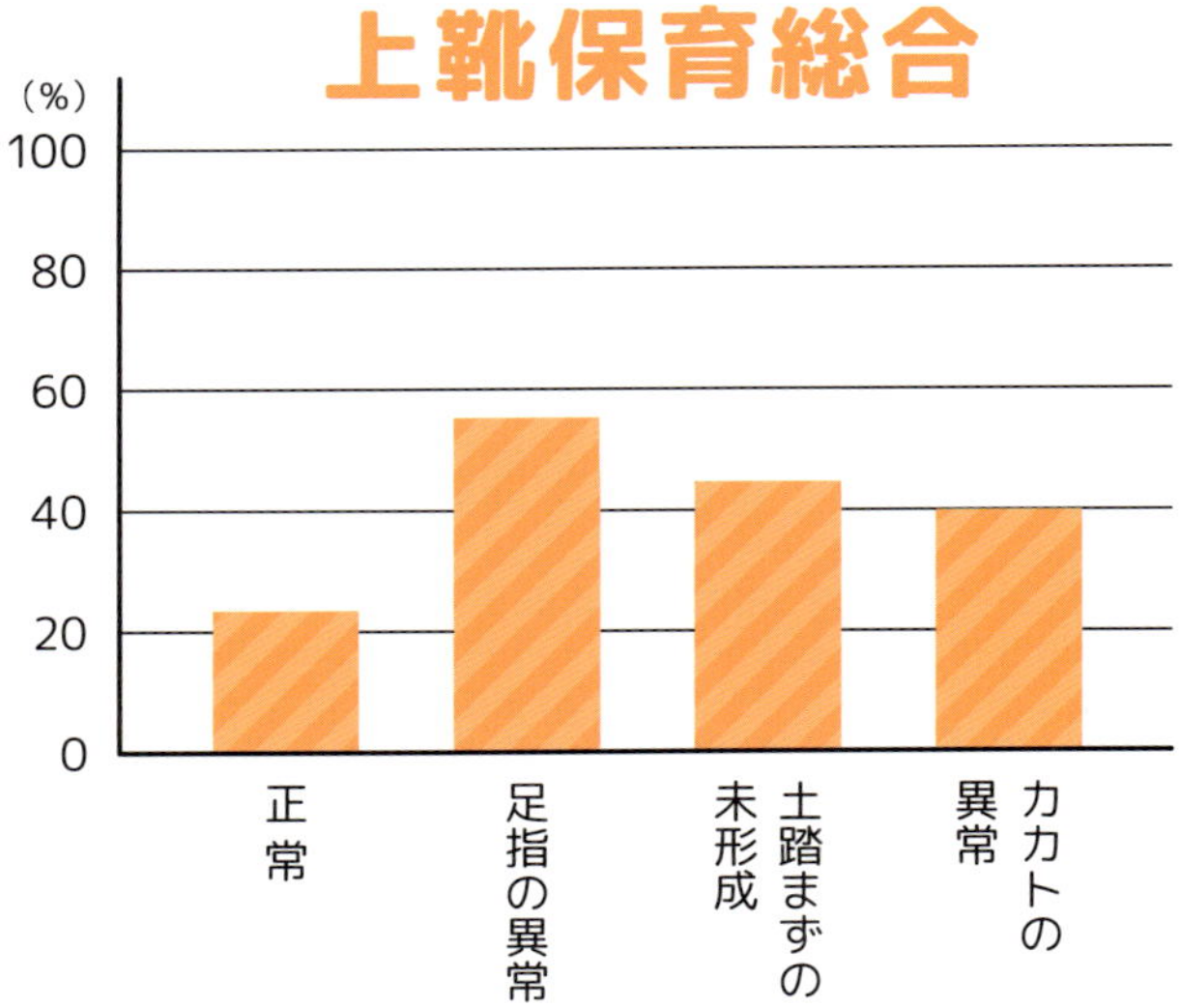

※結果は複数症状含む

上靴・裸足の男の子総合

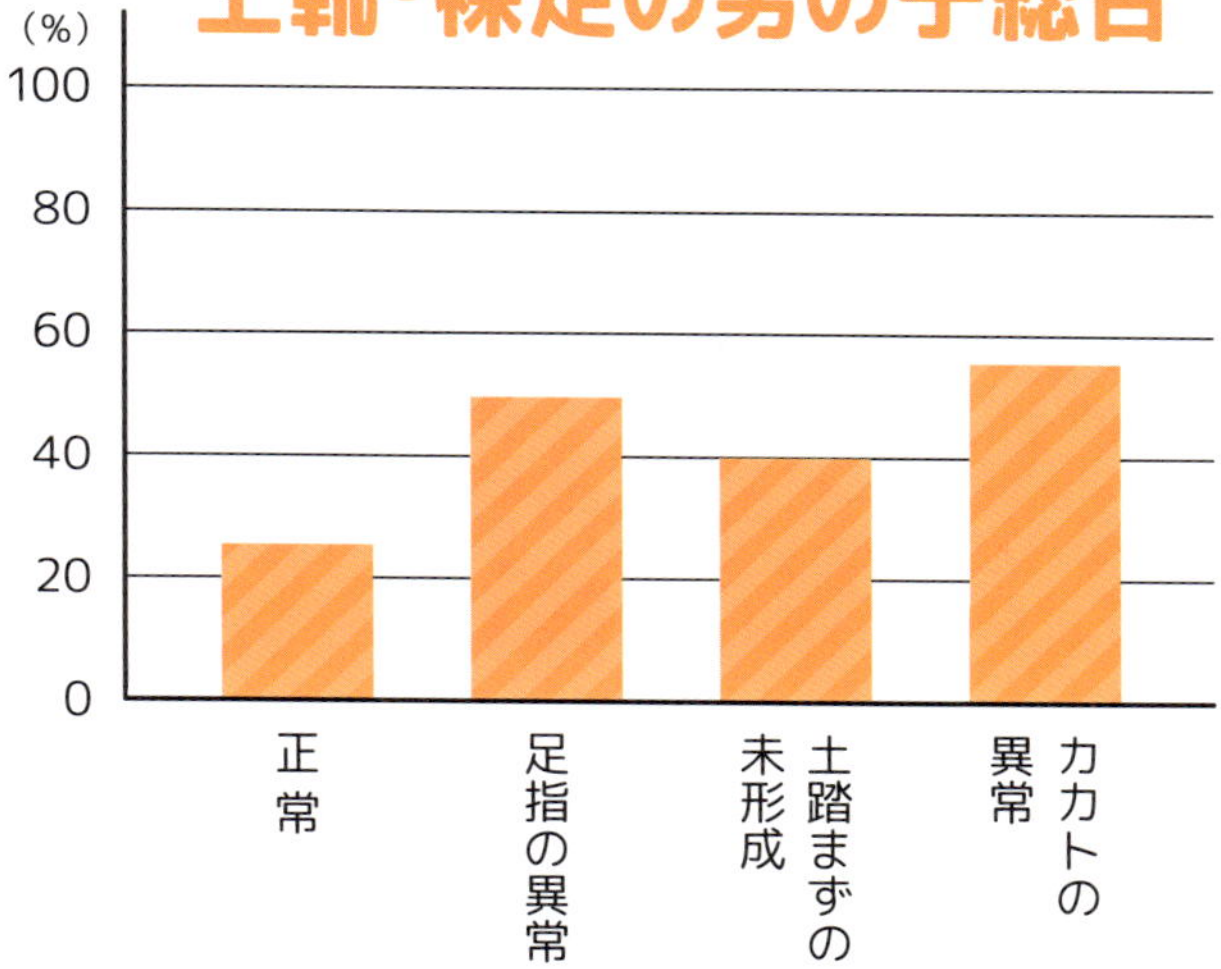

※結果は複数症状含む

上靴・裸足の女の子総合

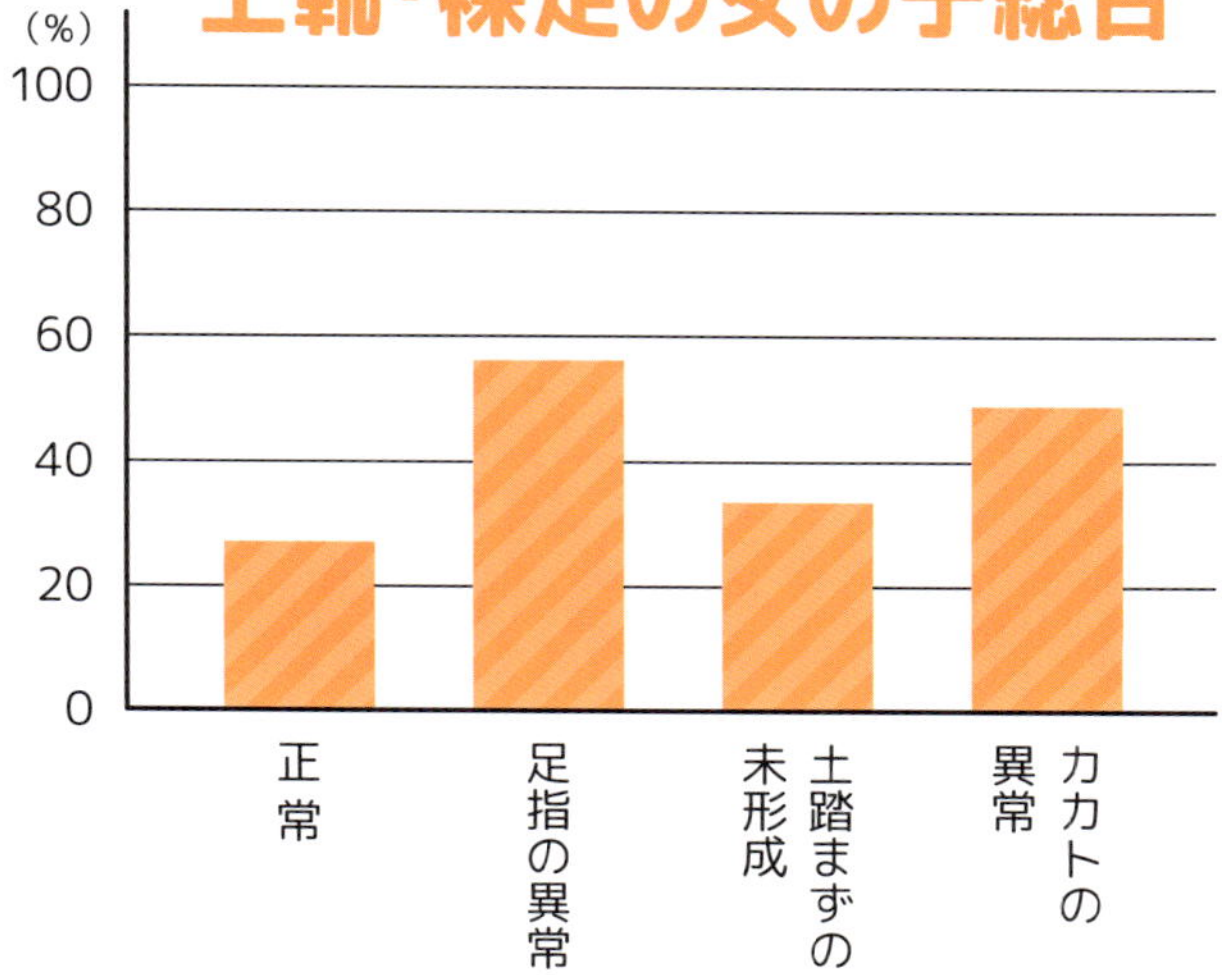

2 先の細い上靴に要注意

※結果は複数回答含む

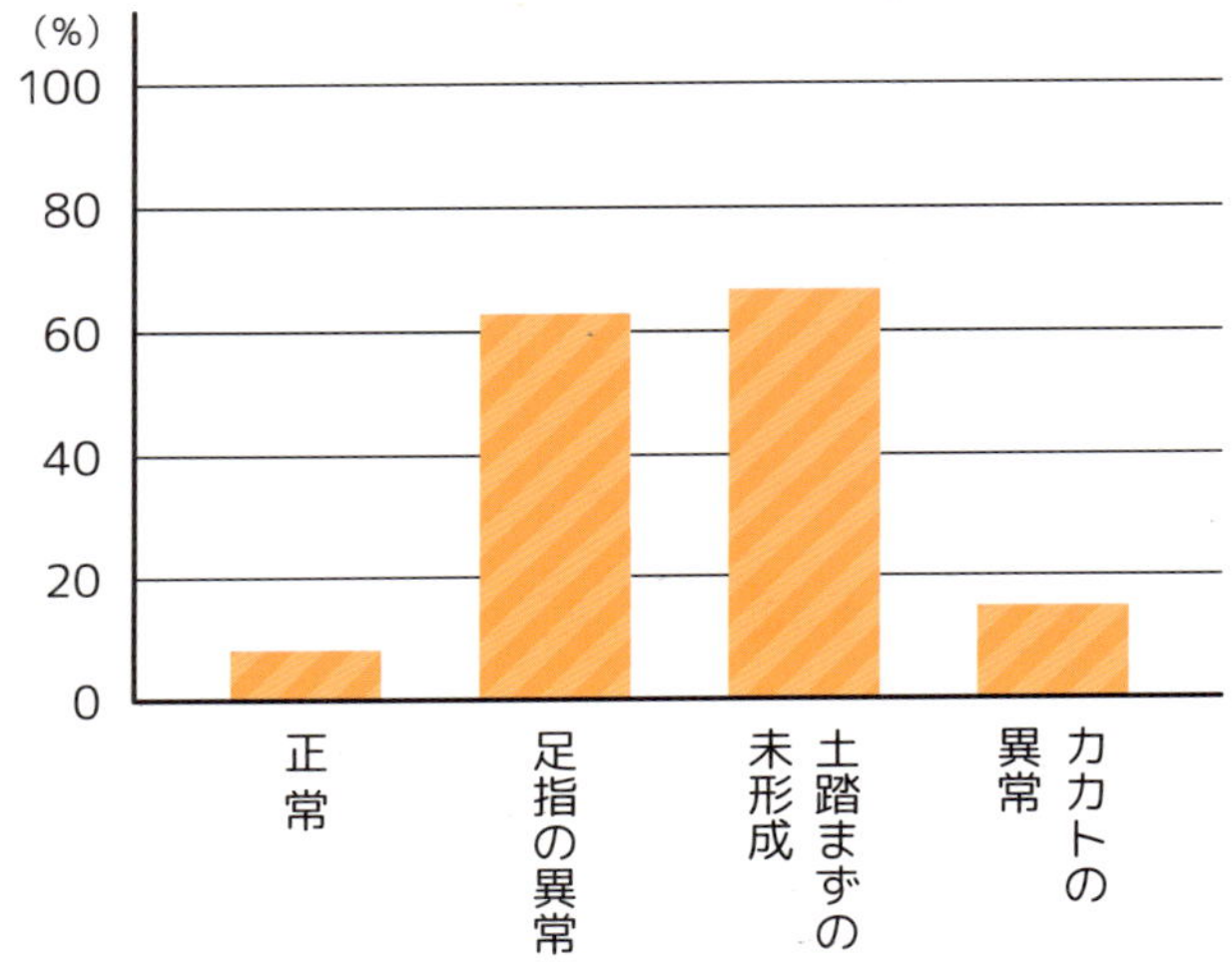

伝統のある格式高い幼稚園に足の測定に行ったときのことでした。園内ではほぼ1日中みんな大人しく椅子に座り、本を読んでいました。子どもたちの外靴は革靴です。さらに通園時はほとんどの園児が親の車で送迎されているとのことでした。

そんな園児たちの上靴は、バレエシューズタイプ。私はこれを見た瞬間「この子たちの足には異常が多いはずだ」と確信しました。

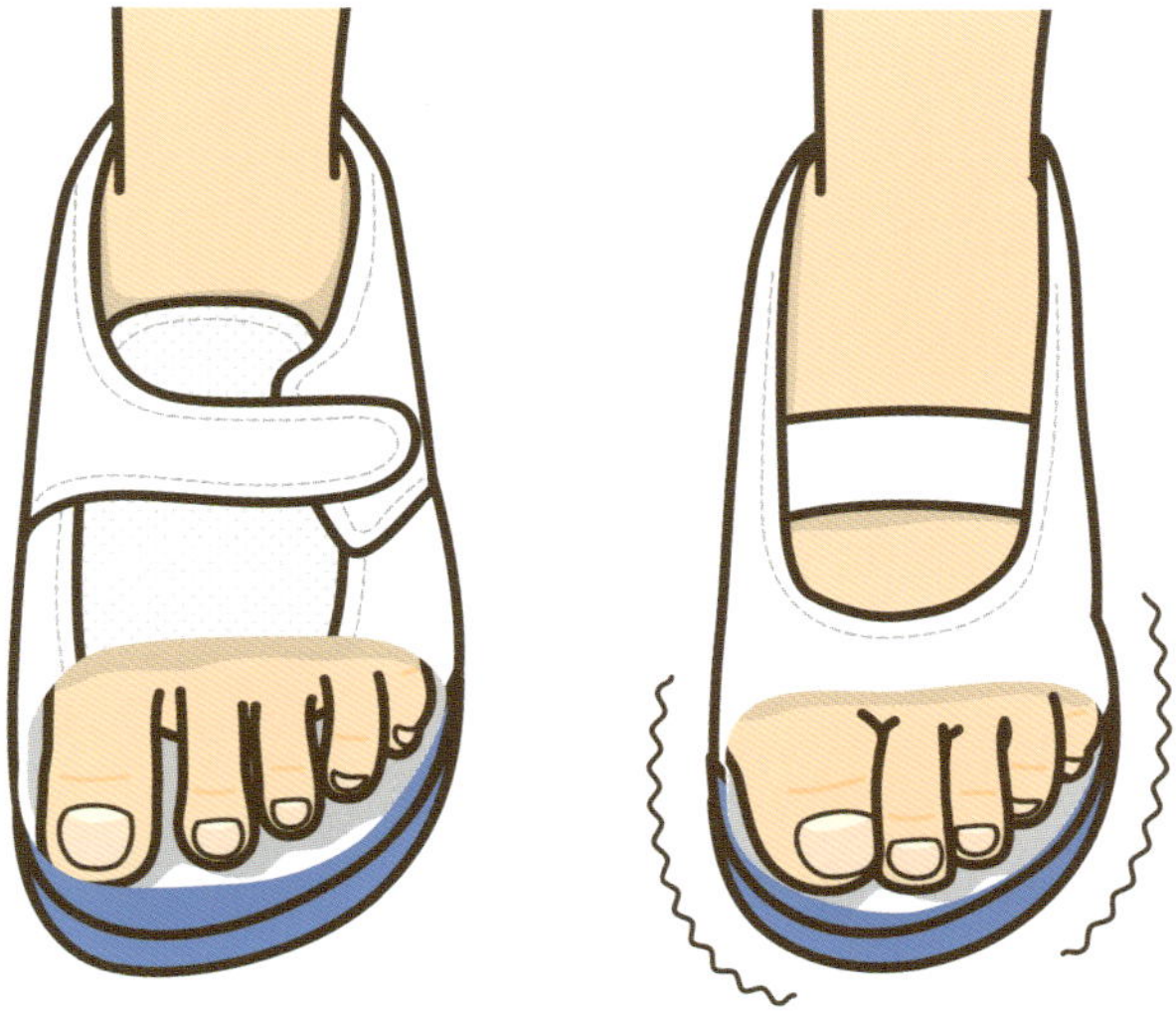

測定結果が右上のグラフです。70％の子どもが偏平足（26P参照）かつ、浮き指（30P参照）でした。運動を特にせず、座ってばかりの園生活を送っていれば足の裏は育ちません。

また、バレエシューズタイプの上靴による悪影響は意外にも大きいのです。安価で手に入りやすいので多くの園が採用していますが、先がキュッと細くなっているので足をしめつけてしまいます。一日中指が動かせないと、変形を引き起こしてしまう可能性が高まることは間違いありません。

3 草履は本当にいいの？

T園の一番のウリは年中「草履」を履かせて遊ばせること。園児は皆、通園時から草履を履いています。

草履を履いて鬼ごっこやかけっこ、縄跳びなどをすると、足の指で地面を握る動作を覚えることができます。これは、靴を履いて一連の動作をするよりも確かに足の裏に刺激が伝わりやすく、土踏まずの形成には持ってこいです。事実、子どもたちの足を測定してみると土踏まずが未形成の子は全体の3割しかいませんでした。

「やっぱり！ 私の園では子どもたちの運動能力の低下が問題になり始めた頃から草履を取り入れて足についてみんなで考えているんですよ。年長児が卒園する頃にはみんな立派に土踏まずが形成されていて、保護者の方々からも評判なんです」

と、園長先生は鼻高々。

しかし、ほかの症状にも目を向けてみると問題があることがわかります。指

※結果は複数症状含む

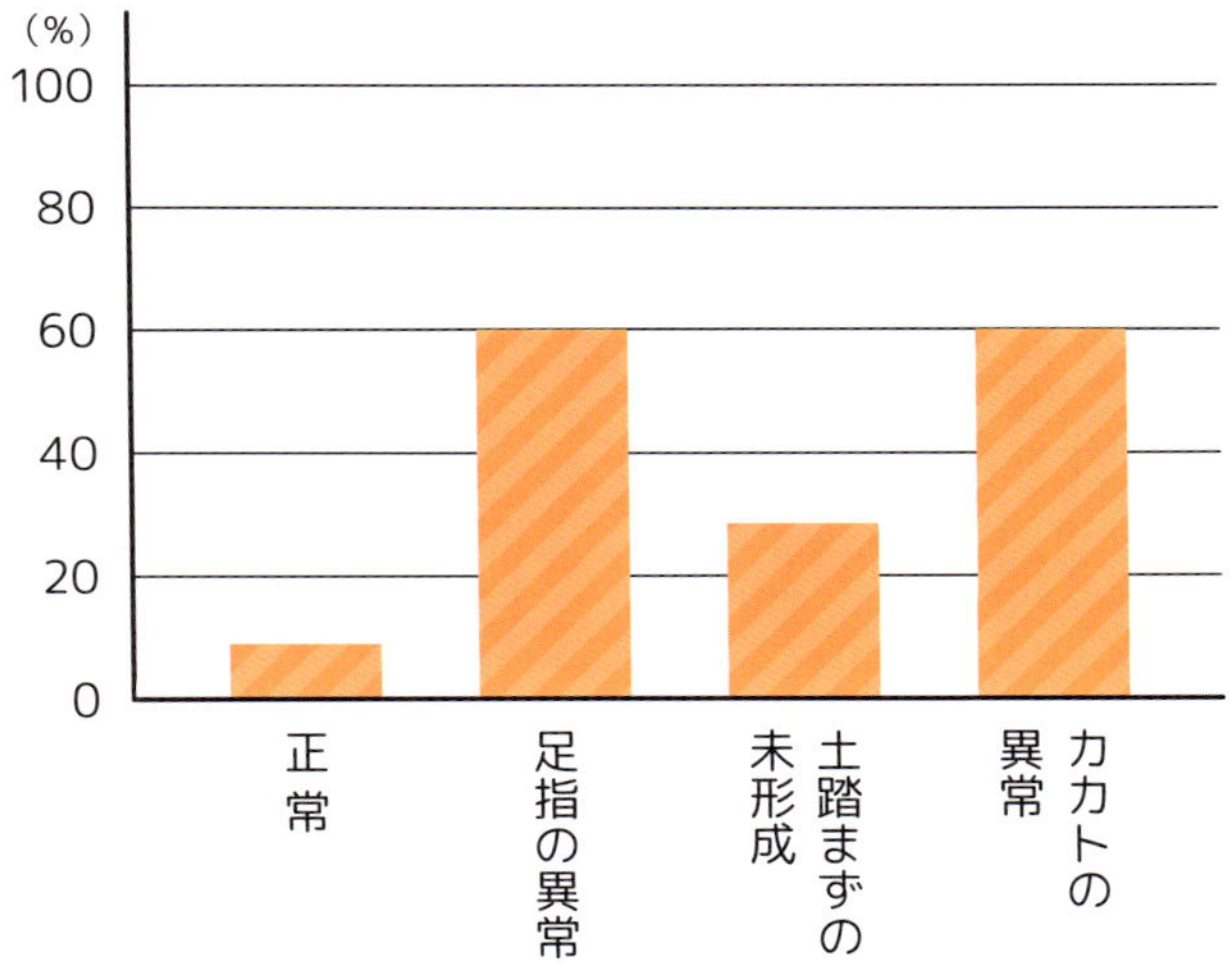

とカカトに異常がある子がなんと多いことか。

この数字の表れ方は、裸足保育の子たち（39P参照）とよく似ています。やはり裸足保育の子たちも同じく土踏まずはよく発達していましたがそれ以外は問題がありました。確かに草履は健康法として良いと言われています。土踏まずは、歩行以外にも「飛ぶ」「走る」といった動作に大きく関係しますから、発達しているに越したことはありません。しかしそれだけで「草履保育はいいわね」と決めつけるのは、やめましょう。

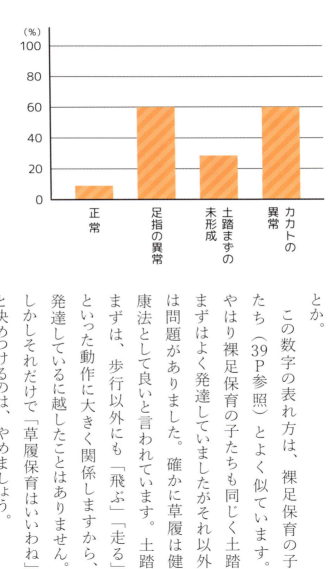

4「わんぱく」＝《イコール》「足が健康」ではない！

いつも子どもたちの楽しそうな声が響き渡るF保育園。ここは薄着と裸足を推奨していることで知られています。

「F保育園の子は風邪知らずよね」

「元気でわんぱくな子に育ってほしいなら、あそこがおすすめよ」

と、お母さんたちの間でも評判は上々です。子どもたちは下着とパンツだけで、裸足で外をかけまわっています。園への行き帰りは靴を履いていますが、裸足のままで靴を踏みつけている子も多く見られました。ここに通うお母さんたちは

「靴は子どもの足を締め付けるから悪！」

と思われている方々がほとんどだそうです。そして、園長先生の自慢は「みんな土踏まずができている」こと。偏平足だった子も、保育園で裸足で過ごすことで卒園時には立派な土踏まずが完成していることが、何よりの誇りだと言います。さあ、そんなF保育園の子どもたちの足はというと……。

確かに土踏まずが未形成の子は約10％

※結果は複数症状含む

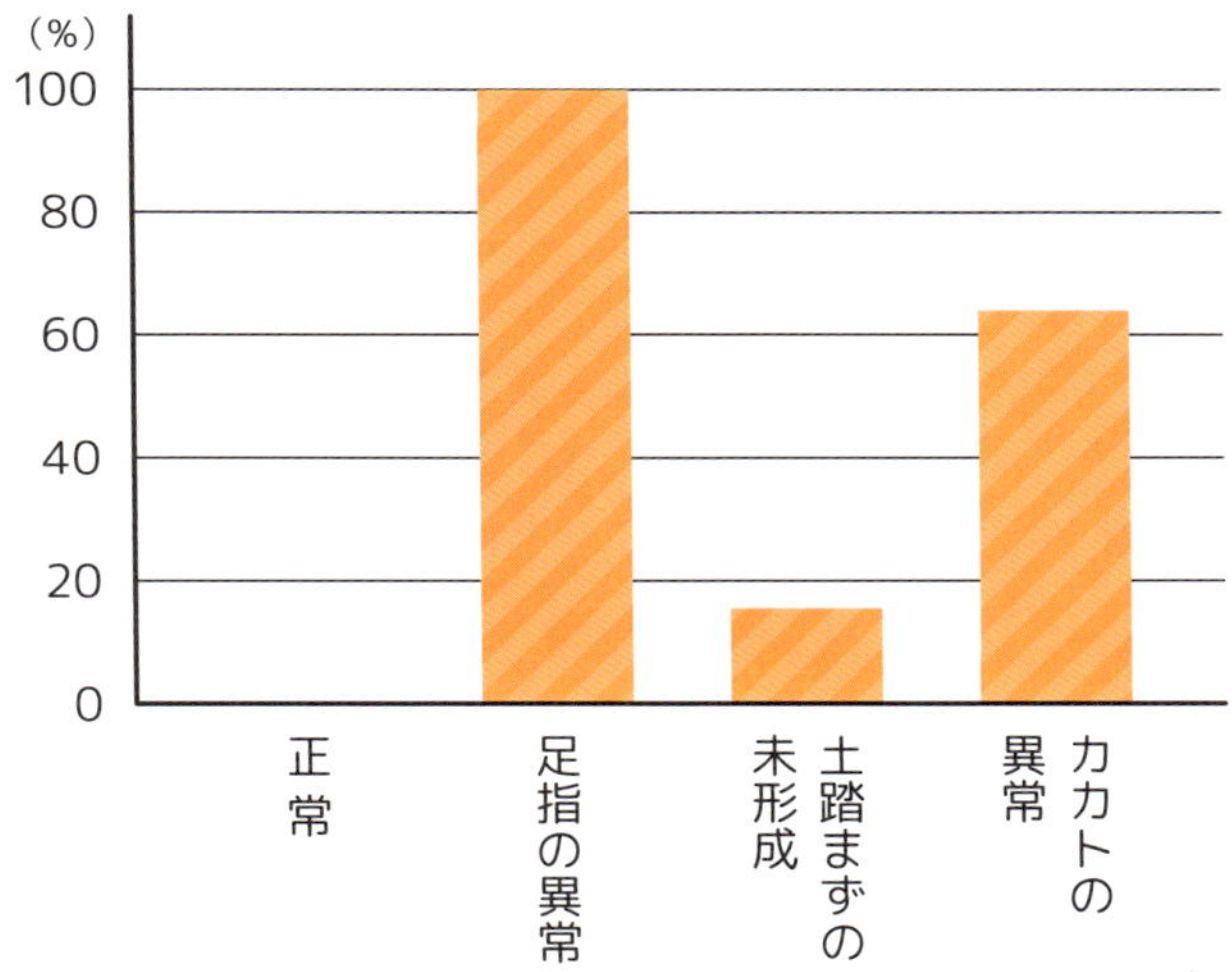
（%）
100
80
60
40
20
0
正常
足指の異常
土踏まずの未形成
カカトの異常

だと、実に優秀な結果が出ました。ところが全員に指の変形が起こっていたのです。この結果を見た園長先生はびっくり。「今まで偏平足の子が増えていることが話題にあがってばかりだったから、ほかのところに目を向けていませんでした」

　きっとこれはF保育園だけでなく、ほかの園やお母さんたちも同じだと思います。子どもの足の問題といえば、まっさきにあがるのが「偏平足」ですから無理もありません。でも、この結果を前にすると偏平足以外にも注目してみようと思いませんか。

5 有名園の足の実態

運動の時間は元スポーツ選手がコーチをし、音楽の時間は専門家が指導——。S園は運動や鼓笛隊が盛んな、裸足保育園です。近所でも評判で「ここに入れば跳び箱が得意になる」「音楽の才能が磨かれる」などといったクチコミがお母さんたちの間で広がっています。

跳び箱をするときも、鉄棒をするときも、逆立ちやマット運動をするときも、ずっと裸足。鼓笛隊の練習も本格的で、長時間楽器を抱えて行進するそうです。

さっそく、年長児の足の測定をしました。ぱっと見ただけで目を疑いたくなるような足ばかりでしたが、結果を見てさらに驚きました。なんと、男子100％、女子80％もの園児の足のカカトが異常を起こしていたのです。長い間、重い楽器を持った姿勢のままでいるとその形を身体が覚えてしまいます。さらに、骨が発達段階のうちから無理な運動を繰り返したことで、園児たちの足は悲鳴をあげていたのでしょう。

※結果は複数症状含む

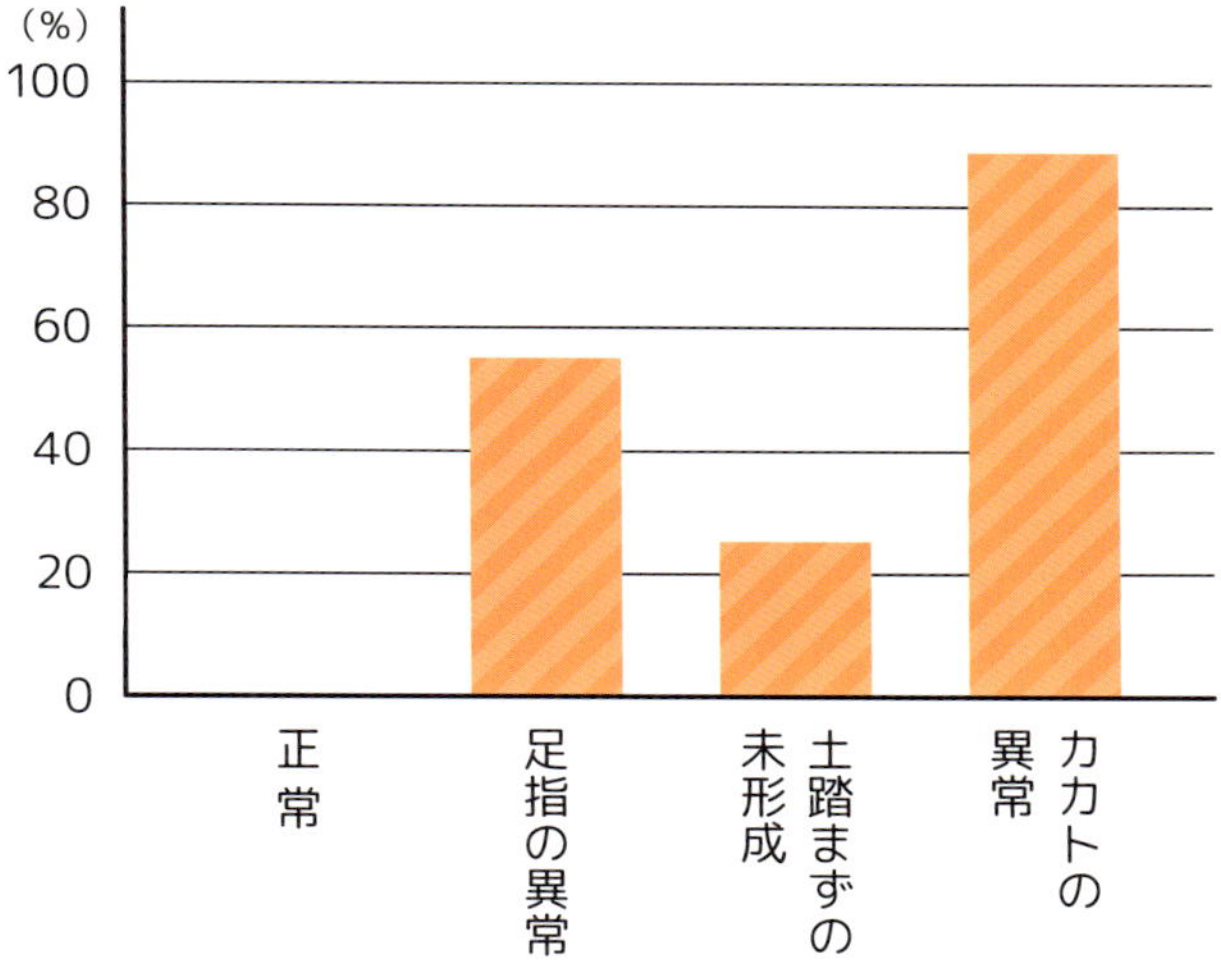

跳び箱は8段を軽々と飛び越え、鉄棒では全員が逆上がりができ、側転や逆立ち歩行などをやってのける子どもたち。裸足保育らしく土踏まずの未形成者は約22%と好成績ですが、カカトの変形の数に驚きます。幼児期の身体はまだ軟骨部分が多く、激しすぎる衝撃に身体がついていけない状況です。運動は体の発達段階に合わせて行うものですので一時期の無理が生涯にわたって影響を及ぼさないよう配慮が必要です。

6 子どもと自分、どっちを優先する？

Tちゃんは4月に入園したばかり。徒歩10分の園までは、バスに乗って通園しています。通園バスはほかのお友だちも迎えに行くので、ぐるりと遠回りをして園へ。

「娘の歩くスピードに合わせていたら遅刻してしまうんです。バスだとお友だちと話せるし、私も楽ですしね」

と、お母さんはおっしゃいます。でも、この毎朝10分を歩き、足を動かすかどうかでTちゃんの成長が大きく変わってくるとしたら、お母さんはどちらを選ぶでしょうか。

最近は広域から園児を集める園が増えているため、バス通園が主流となっているようです。また、自宅近くまで園が迎えに来てくれるという利便性からお母さんたちからの人気が高いのもうなずけます。

一方で、徒歩通園を推奨している幼稚園もわずかにあります。名古屋にあるO幼稚園は、入園説明会の際に子どもに

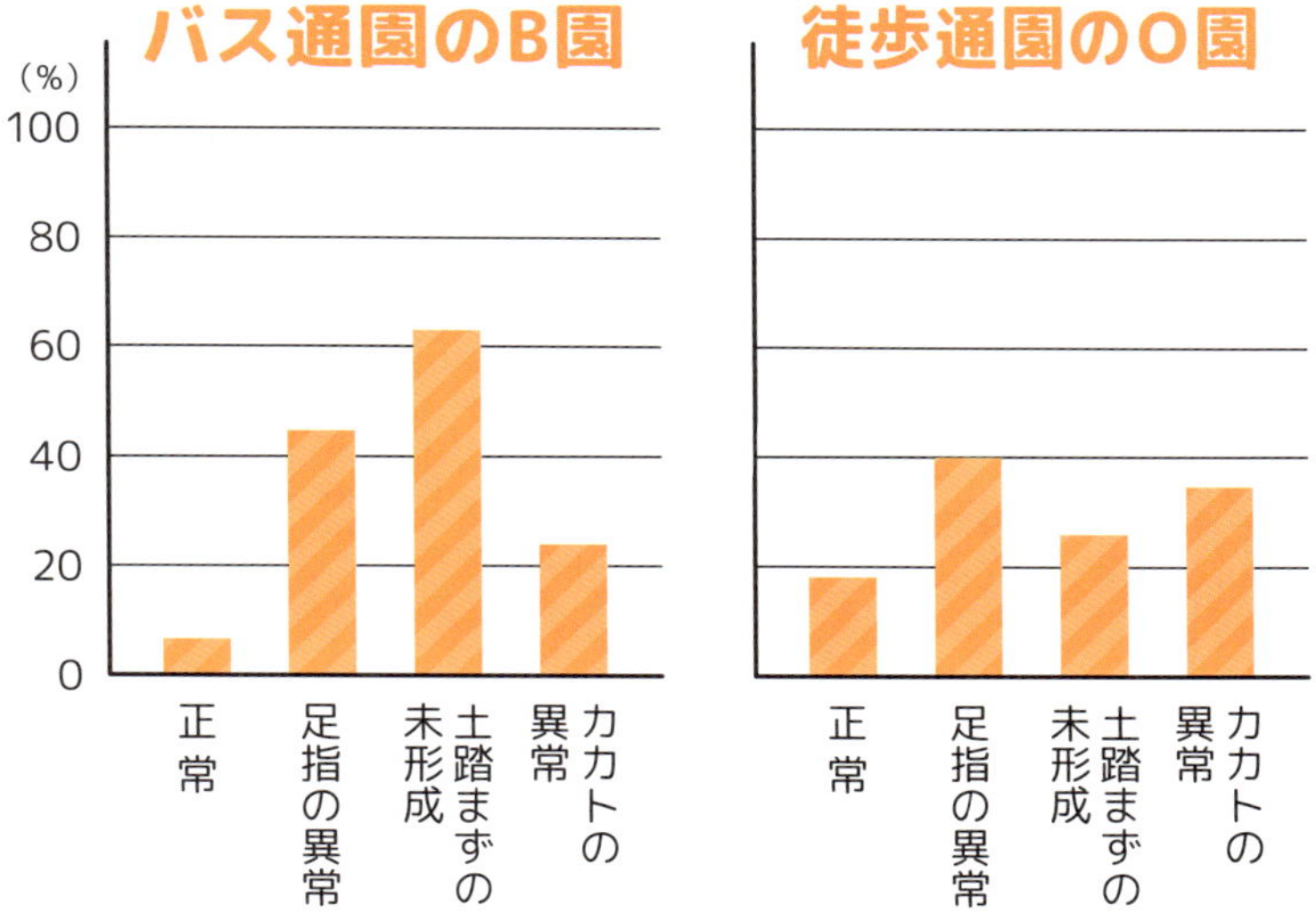

とって歩くことがいかに必要かを説き、ほぼみんな歩いて登園をしているそうです。私はさっそくこの園に行って園児たちの足を測定しました。

上の2つの表は、そんなO園の園児と、バス通園が主流のB園の園児の足を測定したものです。B園は指が変形している子が約半数、土踏まずが未形成な子は60％以上もいます。一方でO園はというと、指が変形している子はB園に比べて20％近く低くなっていることがわかります。土踏まずが形成されている子どもが多いことも、一目瞭然ですね。

土踏まずが未形成のB園の子たち。先生やお母さんに話を聞いてみると、共通している点がいくつか見られました。①身体を動かすことが苦手 ②運動経験が少ない ③集団より個人行動が多い ④おとなしい ⑤足が遅い ⑥第一子だからつい甘やかして育ててしまった ⑦園以外でも車移動が多い ⑧どちらかというと過保護に育てられている ⑨姿勢が悪い ⑩赤ちゃんの頃からベビーカーやカートに座らされることが多かった……などです。

小学校にあがれば、ほとんどは徒歩通学だと思います。幼稚園まで歩くという行動は、体力向上や全身の発達に繋がるだけでなく、小学生になるための準備を兼ねているのです。

もちろん、バスと徒歩それぞれにデメリットはあるでしょう。しかし、徒歩通園のデメリットの多くは「親」が主体であることに気が付きます。さあ、バス通園と徒歩通園、子どものためになるのはどちらか、もうおわかりですよね。

【バス通園のメリット・デメリット】

メリット

① 家の近くまで迎えにきてもらえる
② バスの中で友だちと交流ができる
③ お母さんが園まで送る必要がない

デメリット

① 歩かないため足が育たない
② バス代金が加算される
③ 親子ともども体力が低下する

【徒歩通園のメリット・デメリット】

メリット

① 子どもの足が育つ
② 子どもと一緒に園まで行くので、
親子の交流ができ、体力もアップ
③ 時間内であれば送迎の時間を自由に決められる

デメリット

① 子どもが愚図りだすと時間がかかる
② 朝の忙しい時間、余計な体力が削られてしまう
③ 天気が悪い日は大変

7 床選びが子どもの足を決める

「うちはやっぱり裸足保育の園に入れたいわ。だってそっちのほうがメリットが多いんですもの」

はい、それでいいんです。たくさん考えた末に裸足保育がいいか上靴保育がいいかを最終的に決めるのは、親であるあなたです。ただし、裸足保育を選択する際に、必ずこれだけは注意していただきたいことがあります。

次のグラフを見てください。これは木造の床を採用している園とコンクリートの床を採用している園の子どもたちの足を測定した結果です。どちらも裸足保育を実施しています。指の異常、土踏まずの未形成ともにさほど差はありませんが、「カカトの異常」の項目でドキッとしませんか。コンクリート園の子どもたちの中でカカトに異常がある子は、木造園の子どもの倍も存在しているのです。

※結果は複数症状含む

木造の床の園

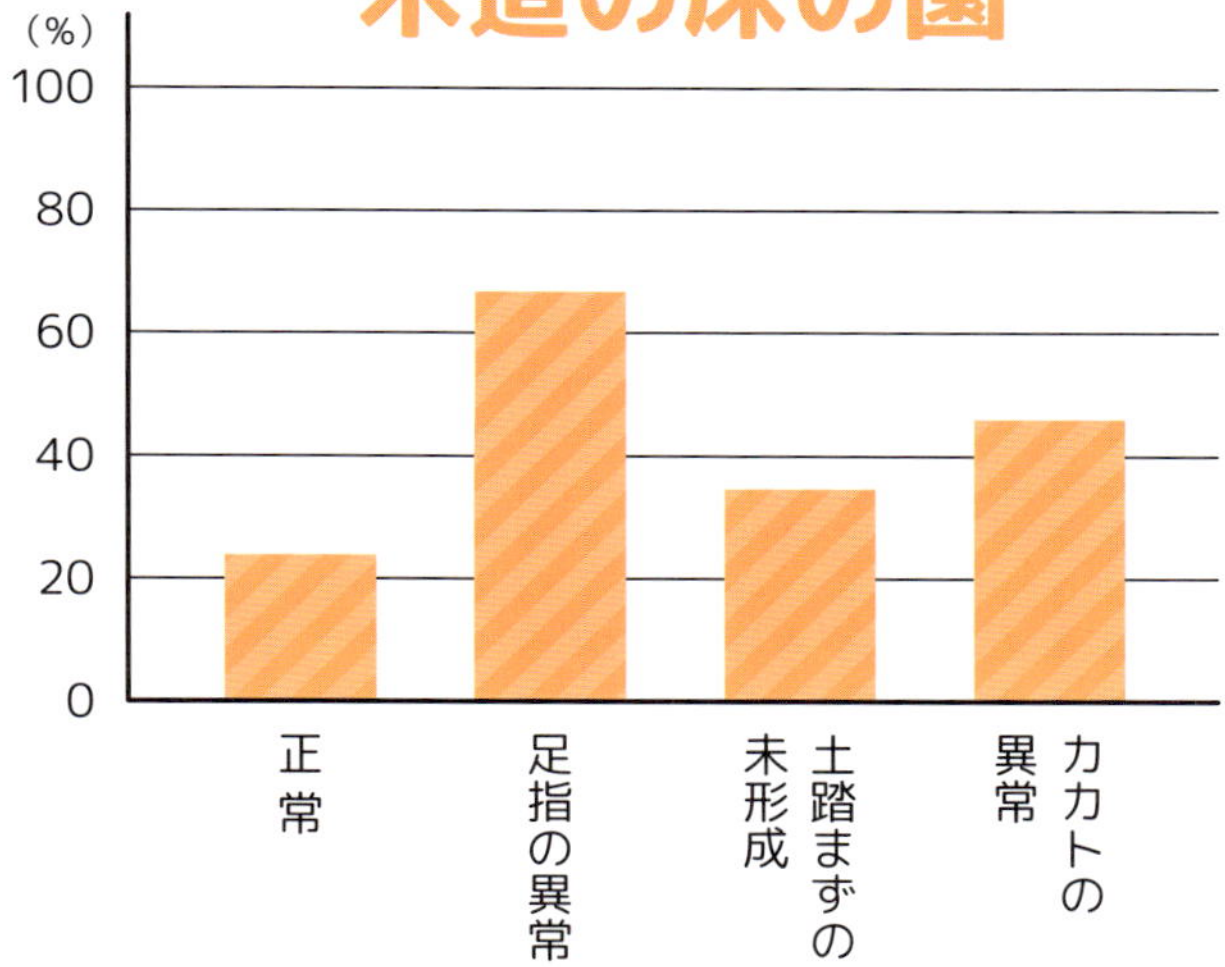

※結果は複数症状含む

コンクリートの床の園

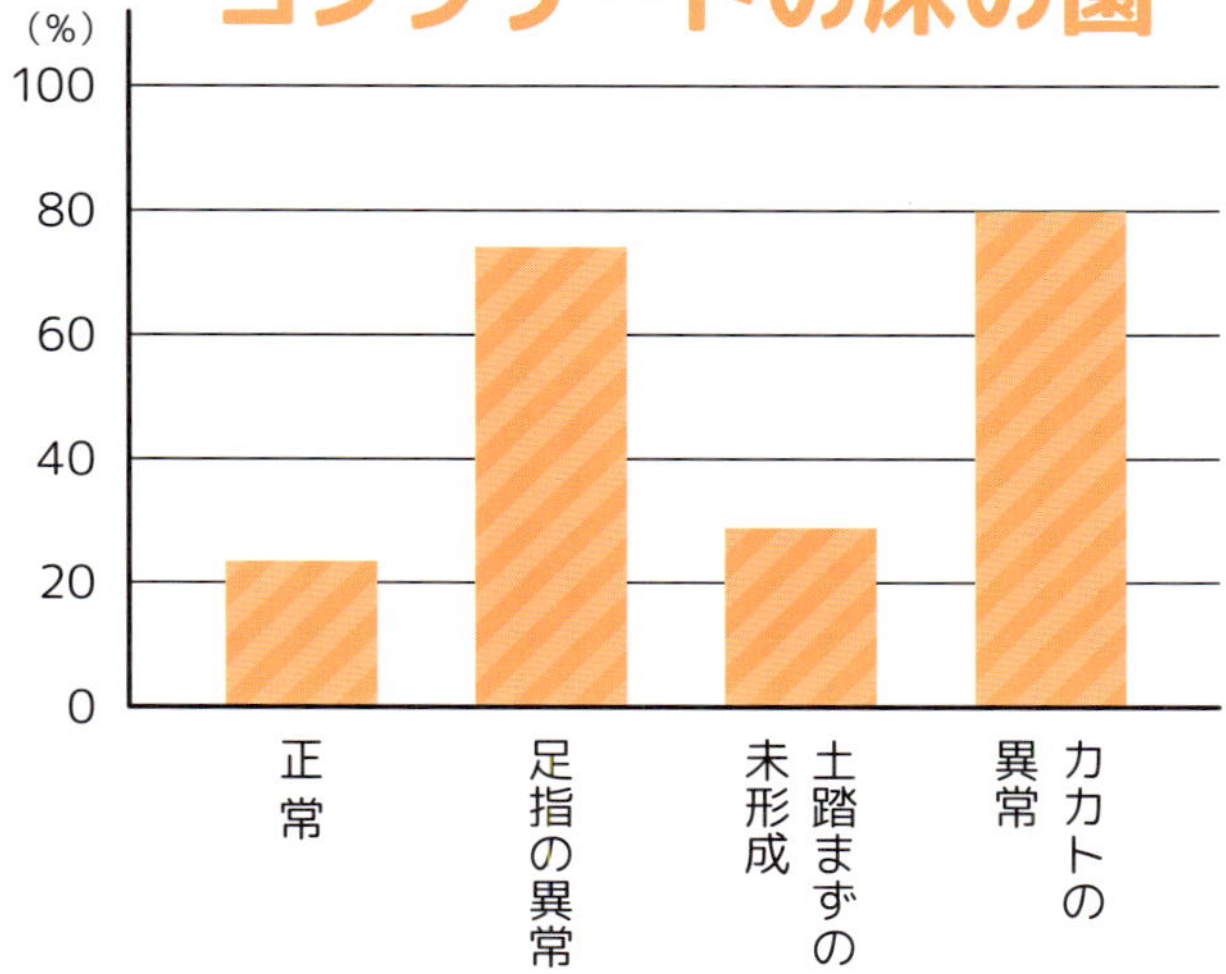

カカトの骨が形成し始めるのは3、4歳頃と言われています。骨が成長途中の子どもの足は、このコンクリートの衝撃を受けてどんどん曲がっていってしまいます。

こちらの写真は、コンクリートの園でいつも活発に裸足で走り回っている5歳の女の子の足です。クラスでのダンスの時間も張り切ってジャンプ。8段の跳び箱を軽々跳び越し、高い場所から裸足のまま飛び降りるのが得意です。そのたびに、骨は衝撃を吸収しています。

アキレス腱が外側に「く」の字になっているのがわかりますか。カカトの骨がまっすぐではなく内側に傾いてしまっている証拠です。すぐに矯正しなければ、この子の足はこのまま成長し、骨化してしまい、やがて大きな身体のトラブルを起こしかねません。

「よかった、うちの子が通っている園はちゃんと木目の床だから安心だわ」

果たしてそれは本当でしょうか。

実は、鉄筋コンクリートの園舎の中には、床に木目の板を張り合わせているだけというところもあるそうです。ベランダには人工芝が敷かれていますが、それ

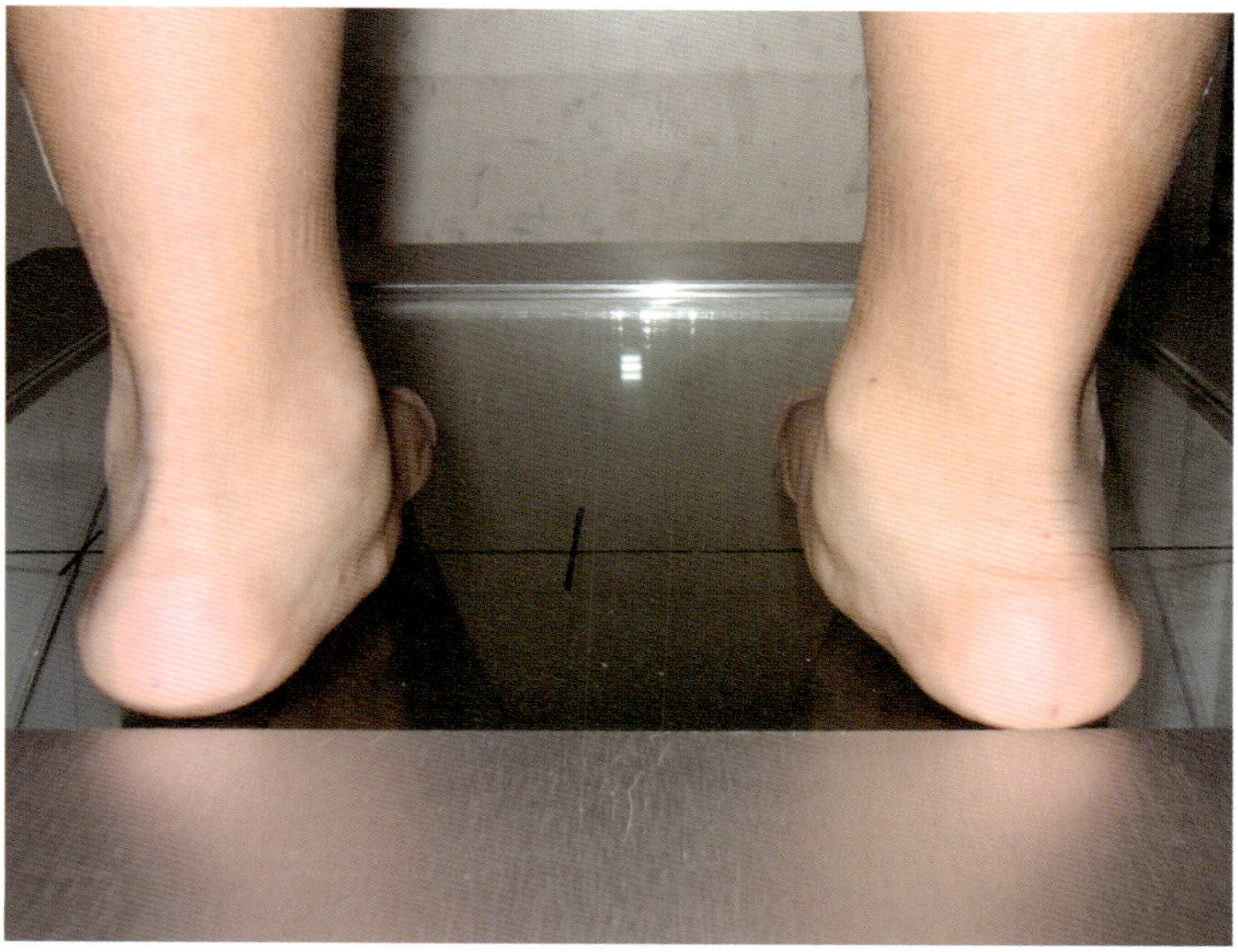

をめくると実際はコンクリート。そんな床の上で、子どもたちが跳んだり走ったりと動き回ってるとしたら……。

子どもが1日の半分以上を過ごす園だからこそ、お母さんたちは園をきちんと見定める必要があります。「近所の子も通っているから」「評判がいいから」といった理由を優先させるのではなく、床の材質や状態、運動時のカカトの保護の仕方も判断材料のひとつに加えてください。

8 意識が変わると足が変わる

「本当にこれで足が測れるんですか？」

私が足の測定をする際、よく園の先生から聞かれることがあります。私が測定時にもっていくのは少し大きめの計測器と足のサイズを計るための定規のみ。園児たちはおっかなびっくりの様子で測定器の上に乗ります。しかも、ものの2分で終わってしまうので不安げに見守っていた先生たちは「そんなすぐに!?」と驚いてしまうのです。

出てきた結果を前にすると、みなさん、目を丸くします。

「まさか子どもたちのほとんどが土踏まずがないなんて……」

「○○ちゃんがよく転んでケガをしてしまうのは、足が原因だったのね……」

測定結果は各ご家庭にも配布し、対策や改善方法などのレクチャーも欠かしません。そこで初めて我が子の足の状態を知る親がほとんどです。左のグラフは、年長児の子を1学期に測定し、卒園前の3学期に再測定をした結果です。

※結果は複数症状含む

1学期測定総合

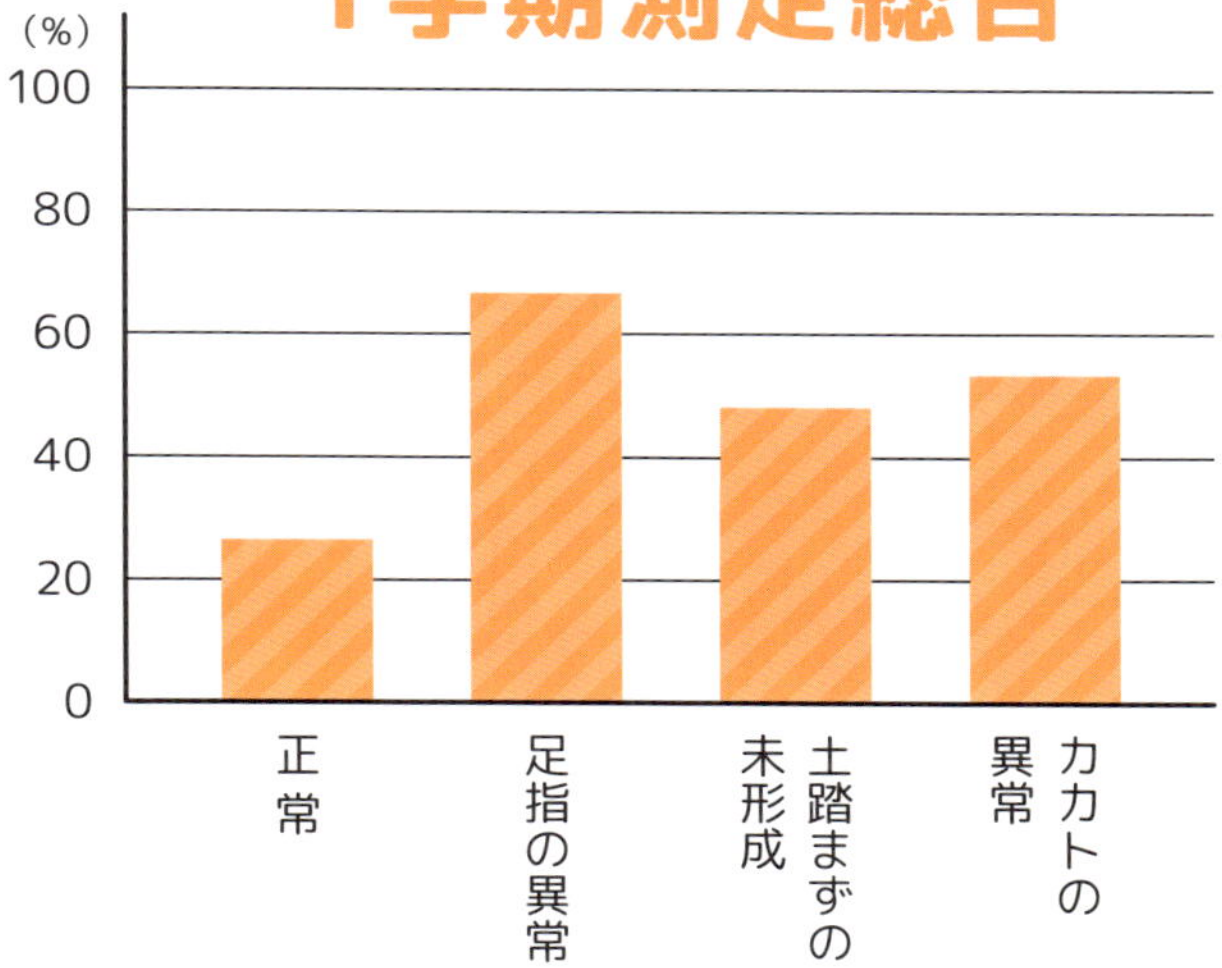

※結果は複数症状含む

3学期測定総合

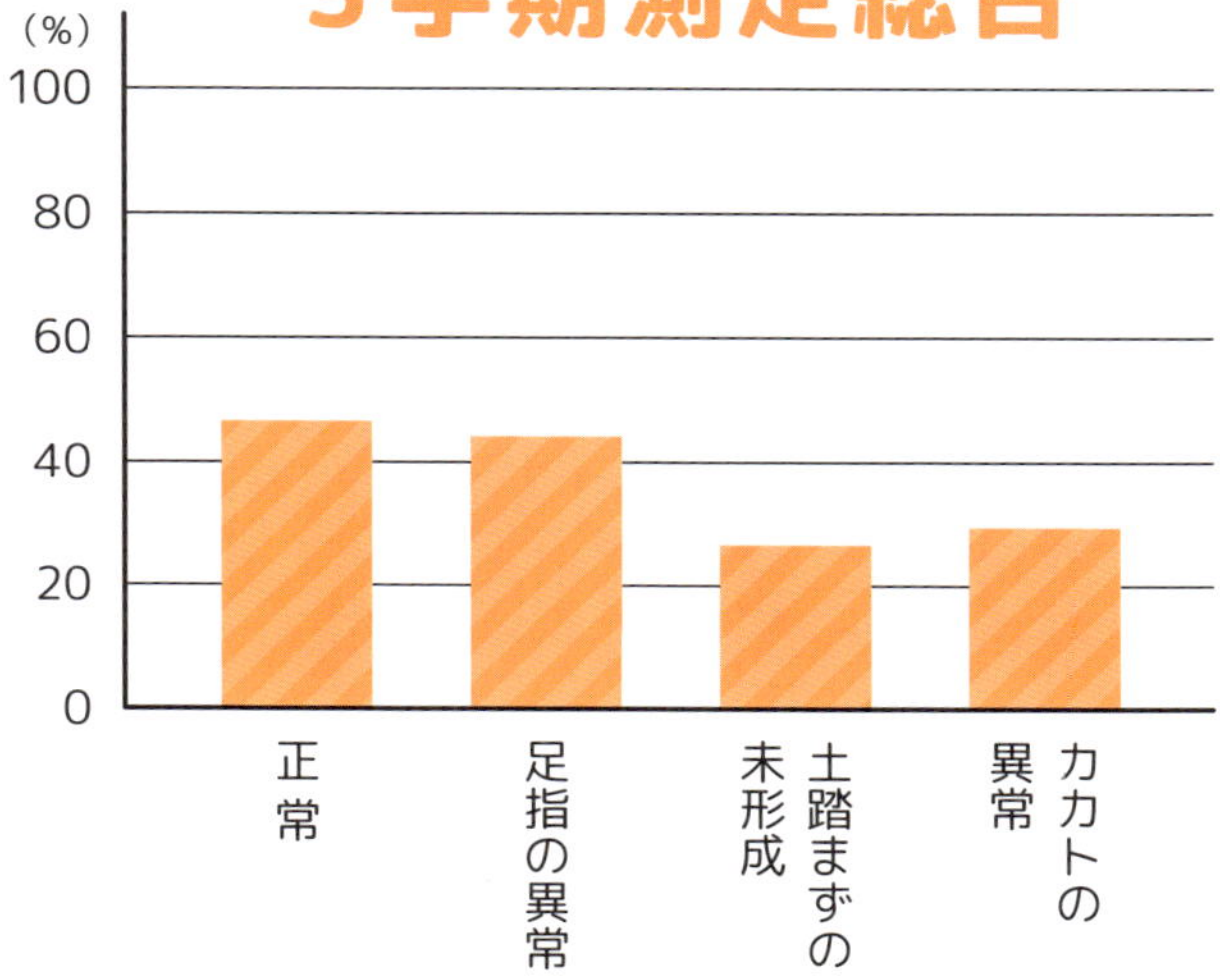

1学期には約70％の子が足に何らかの異常がありましたが、3学期にはおよそ半分以上の子が改善されているのがわかります。この幼稚園は測定結果を手にしてからというもの、園の先生方はもちろんのこと園児たちの家族でも子どもの足を育てるという意識に変わったそうです。

靴の選び方を見直したり、今まで車を使っていたような場所にもなるべく歩いて行くようにしたり、休日は公園で遊ぶようにしたりと、さまざまな取り組みをしたと聞きました。結果、「子どもたちの園での動きが変わった」「体力がついた」「急に転ばなくなった」……などという声が続々とあがってきました。

ヨーロッパ諸国では、健康診断の中に足の測定が入っている国があります。医療保険制度の先駆けであるドイツでは、「整形外科靴マイスター（ＯＳＭ）」という国家資格があり、国全体で足にあった靴の必要性を訴えています。では、日本の教育現場はどれほど足について考えているのでしょうか。

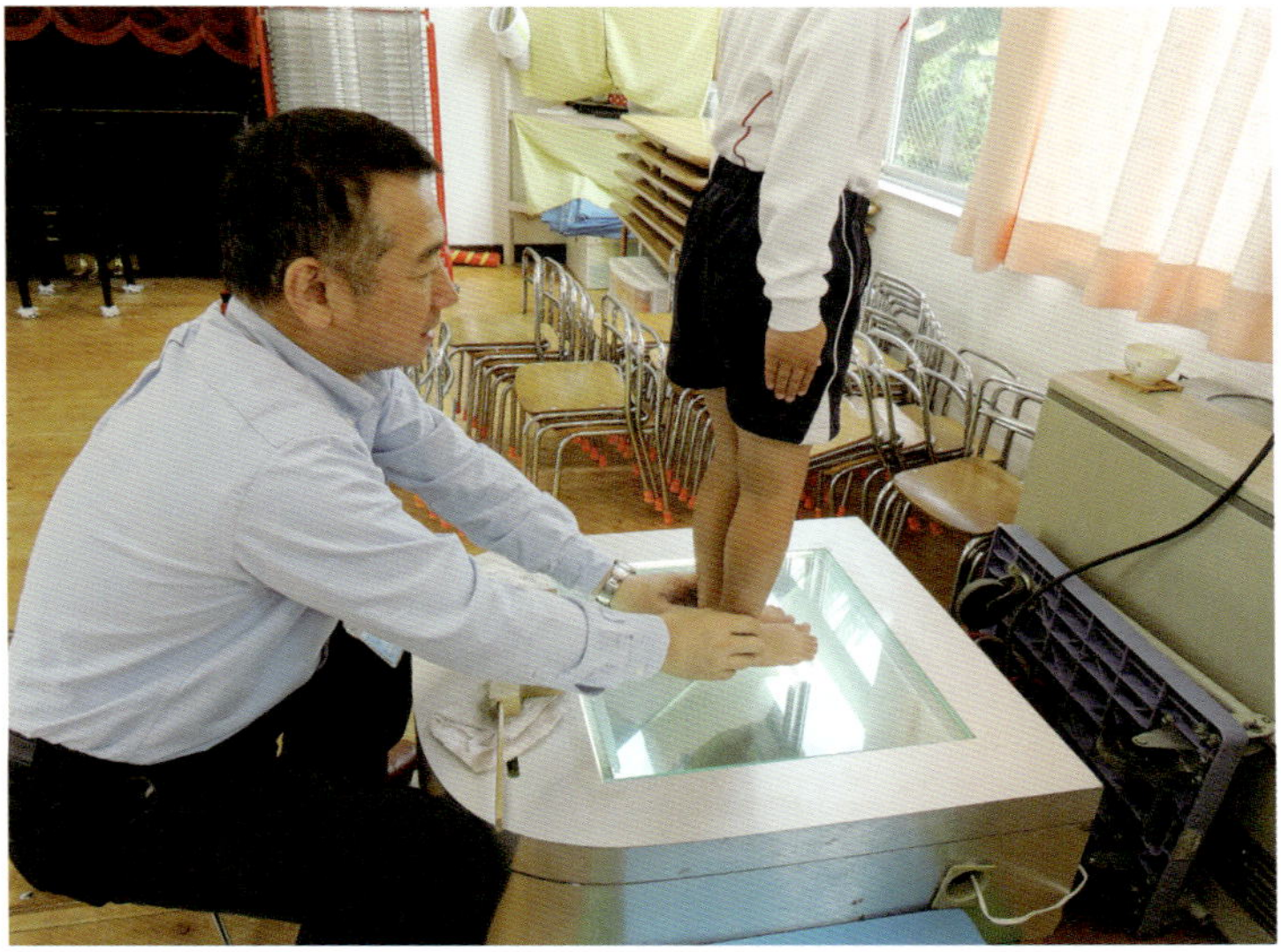

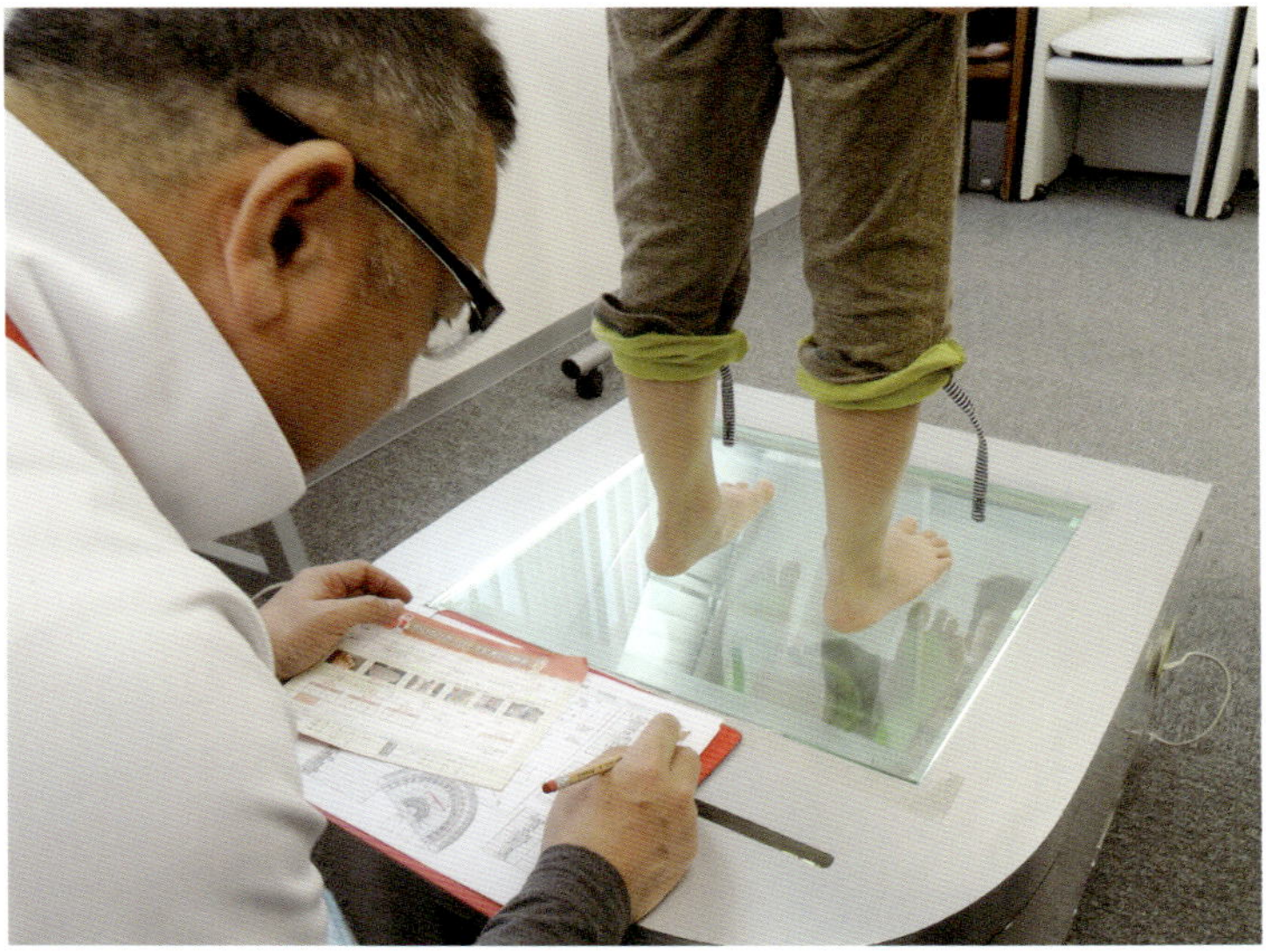

▲ 測定中の様子

コラム1

夜間保育の子どもたちの足を見てみると…

　繁華街の中にたたずむビルの一部屋を借りているS保育園。ここにいる子どもたちはみんな、夜遅くまで働くお母さんの帰りを待っています。夕方5時から深夜2時まで預かってくれるので夜勤がある方々に人気が高く、入園を希望する人が多いようです。

　S保育園は通常の園とは違い、いわゆる「家庭的保育」です。自宅のような限られた室内に子どもが8人ほどいて、のびのびと動けるスペースはありません。夕飯を食べ、テレビを見て、お母さんがお迎えにくるまで布団で寝るだけ。帰るときは夜遅いこともあり、ほとんどの親子がタクシーを利用しています。

　子どもたちの足を調べてみると、ほぼ70%の子の足に異常があることがわかりました。何かひとつの症状がとびぬけて多いというより、指もカカトも土踏まずも、全体的に発達していません。足を動かさないことのデメリットが、ここまで顕著に数字として表れてしまったの

※結果は複数症状含む

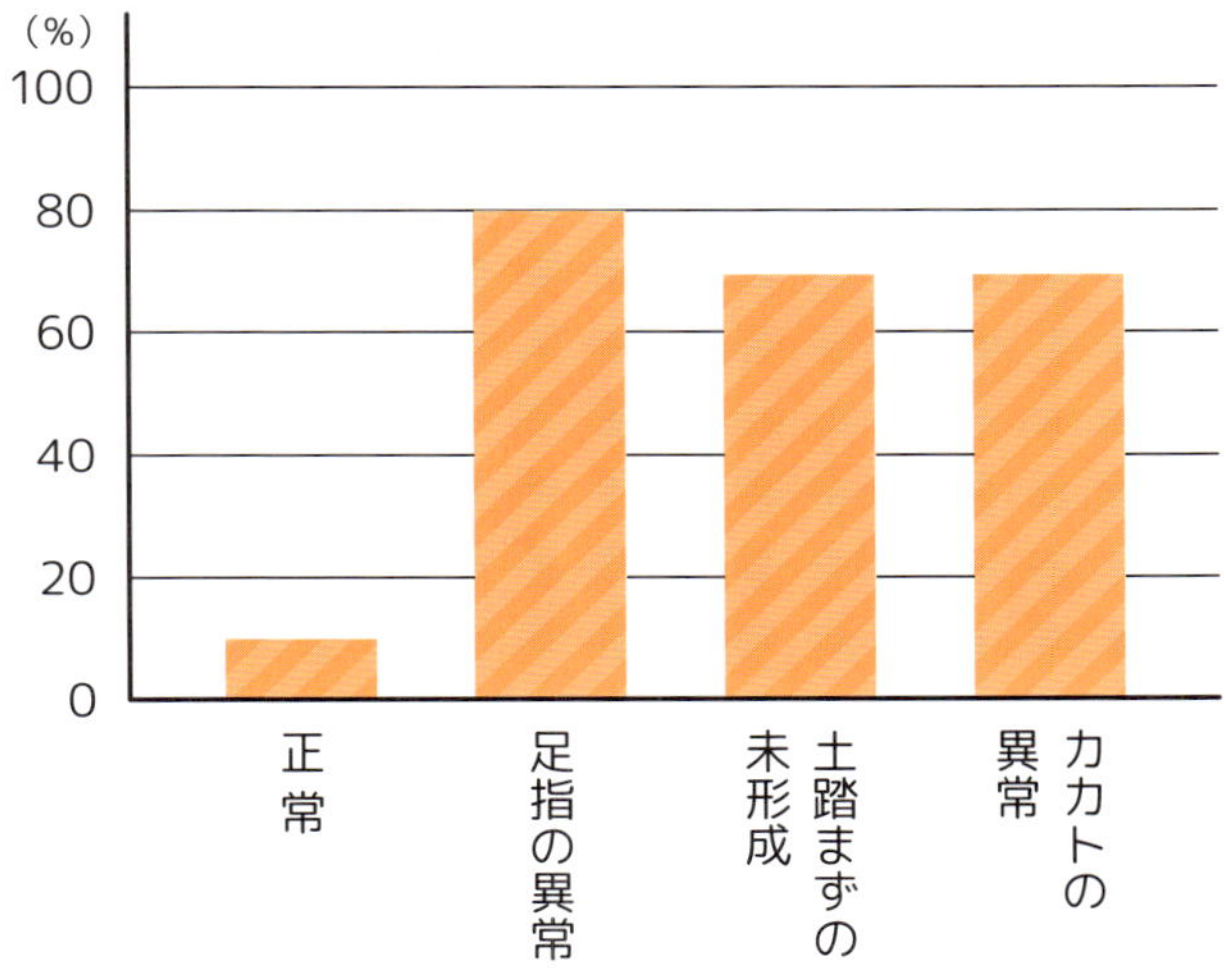

です。

この数値を見た園長先生は夕方預かってすぐの時間を運動の時間にあてたそうです。すると食欲が出てみんなの就寝がスムーズになったとのことでした。

ここでお伝えしたいのは「子どもには身体を動かすことが必要不可欠だ」ということです。家庭的保育に預けることが決まったら、保育園に行かない日―たとえば休日―などは思いっきり外で遊ばせましょう。こうしてバランスをとることで、子どもの成長の手助けをすることができるはずです。

コラム2

運動嫌いの原因は足にあった

子どもの足を測定し続けるなかで、変形が及ぼす影響にはいったいどんなものがあるのか知りたくなり、福岡県立スポーツ科学情報センターの協力のもと、「幼児の足の変形が子どもの運動機能に対してどのような影響をおよぼすのか」を調査する測定会を実施したことがあります。福岡県内から一般募集をした年長児62名の子が、体力テストに参加しました。測定方法は、足測定をした後に各グループにわかれ、立ち幅跳び、閉眼片足立ち、速走などを各グループごと移動しながら運動をしてもらって結果を記録するというもの。みんな初めて挑戦する運動ばかりでした。もちろん予行練習はなしです。

全体人数の中で内反小趾の子は71%、偏平足の子は45・2%、外反足の子は45・2%、浮き足は56・5%、O脚は6.5%、X脚は14・5%でした。（症状が複数ある子も含む）。各症状の結果を次のページから見ていきましょう。

幅跳び、加速走など挑戦

福岡都市圏中心に 幼児の体力測定会

親子72組が参加

博多区

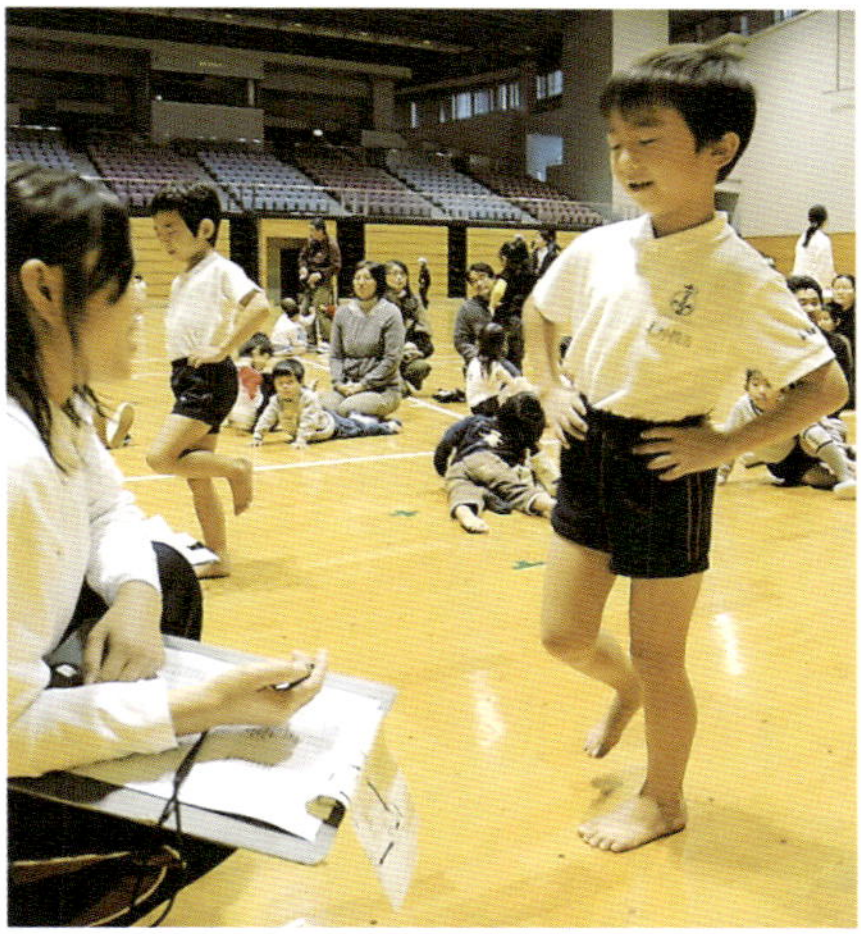

目をつぶって片足で立てる時間を計る「閉眼片足バランス」に挑戦する子どもたち

来春、小学校に入学する幼稚園や保育園の年長児の体力測定会が21日、福岡市博多区の県立スポーツ科学情報センターであり、福岡都市圏を中心に各地から72組の親子が参加した。幼児の体力測定を広域で取り組むのは全国でも珍しいという。

運動能力開発講座などを企画・運営する企業「子ども環境総研」（福津市、柴田英俊代表）が、同センターの協力で昨年に続いて開いた。

子どもたちは県の測定基準に合わせ、立ち幅跳び、20㍍加速走、テニスボール投げなど6種目に挑戦。全力疾走したり、神妙な表情で片足立ちしたりして体力テストを楽しんだ。

水泳と新体操を習っているという同市東区雁の巣の高木美空《みく》ちゃん(6)の母寛子さん(32)は「娘にどれくらい体力がついているか客観的に見ることができるのがいいですね」と話していた。

▲ 2009年11月22日 西日本新聞より

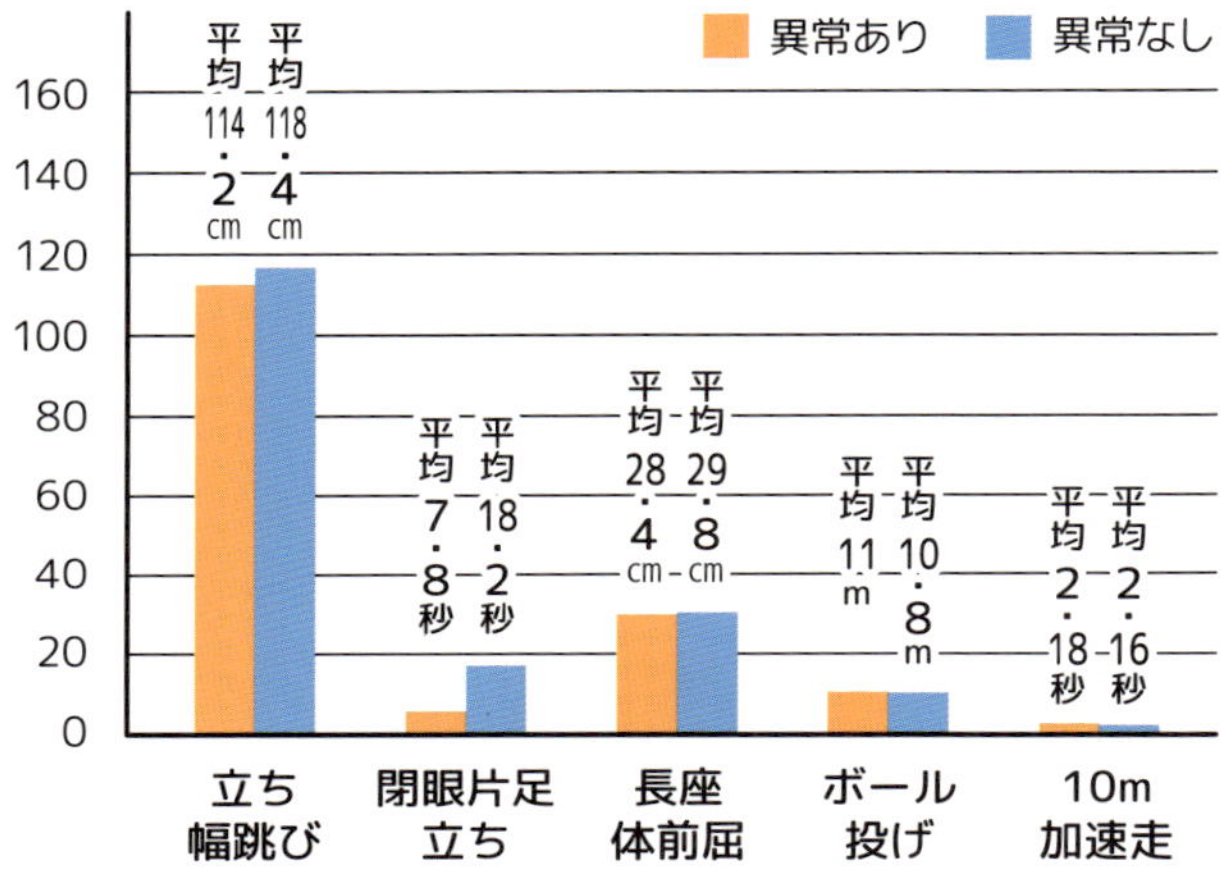

内反小趾

まず、内反小趾の子とそうでない子の平均値を比較してみました。立ち幅跳びはパワー（瞬発力）を測定するものです。高く跳ぶ、遠くへ跳ぶ、遠くへ投げる、強く打つ、全力で一気に押すなどの運動を支える能力がこのパワー（瞬発力）で、すべての運動に関係する能力です。しかし、足の指が曲がることで思ったように力が発揮できなかったようですね。

閉眼片足立ちは、視覚に頼らない状態でのバランスを保つ平衡性を評価します。足の指の異常により地面との接地面が狭くなることでバランス能力が低下

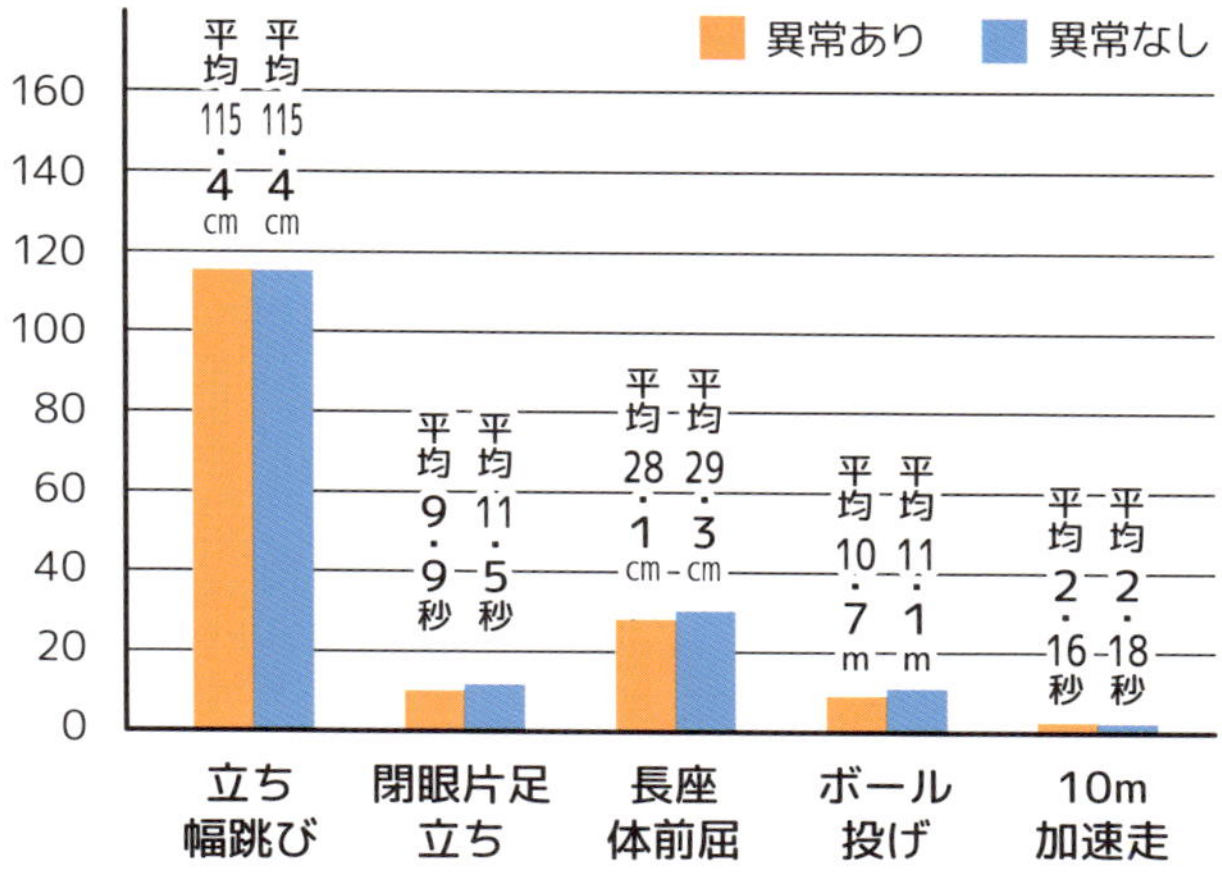

外反足

し転ぶことが増える可能性があるようです。

次は「外反足」の子とそうでない子の比較をしました。

閉眼片足立ちでは、カカトの異常により地面との接地面が傾くことでバランス能力が低下したのか、約2秒も差があることがわかります。筋肉の柔らかさは日常生活や運動に関わります。長座体前屈やボール投げでもこのバランス能力が原因で測定結果が低下したようです。

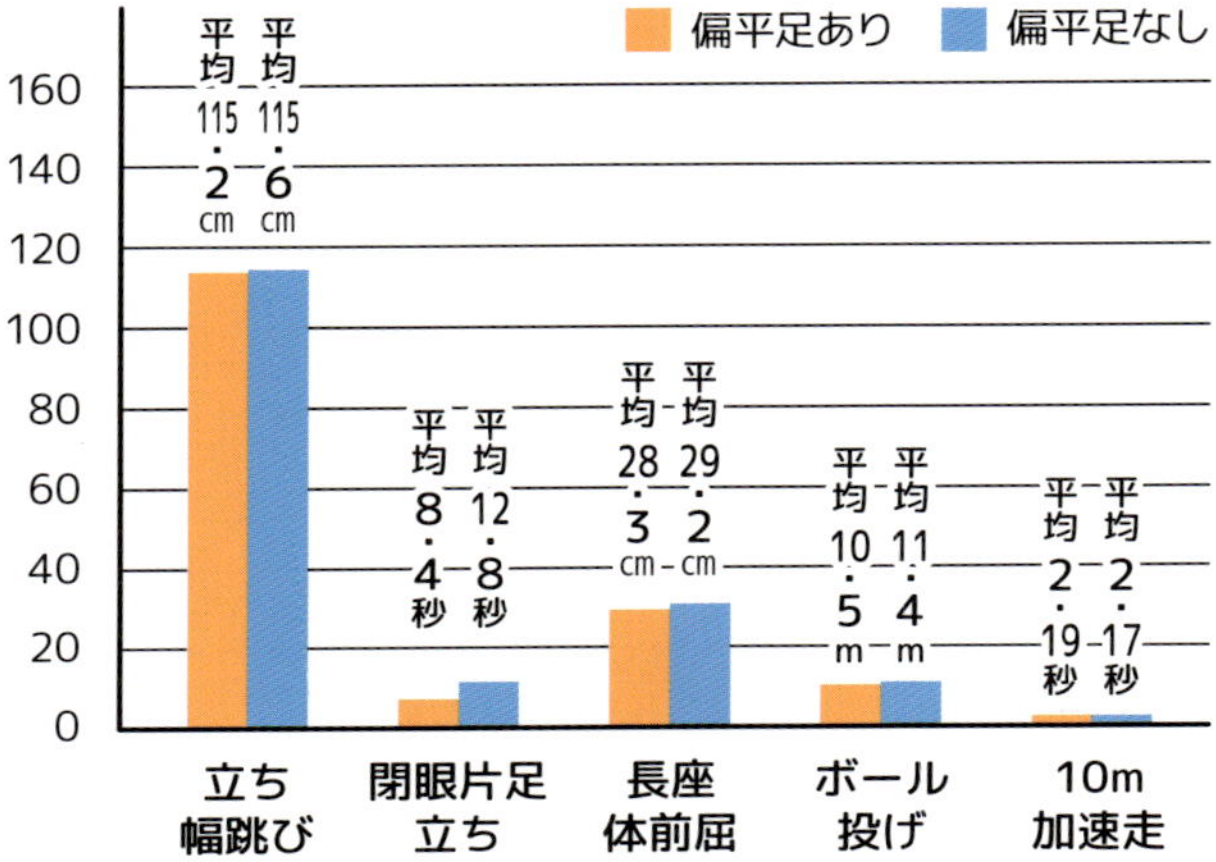

偏平足

「偏平足」とそうでない子の比較をしてみました。身体の瞬発力を測定する立ち幅跳びにおいては、足裏のアーチや足裏のバネ構造がまだ十分に発達していないせいか身体を一気に前に押し出す力が弱かったようです。開眼片足立ちについても足のアーチによるバランス調整がうまくできなかったのか、低下していることがわかります。身体にかかる筋肉の負荷が、筋肉の柔軟性の低下を招く原因の一つと言われています。身体バランスが悪いことは様々な影響をおよぼすのです。

「浮き指」とは、立った姿勢のときに

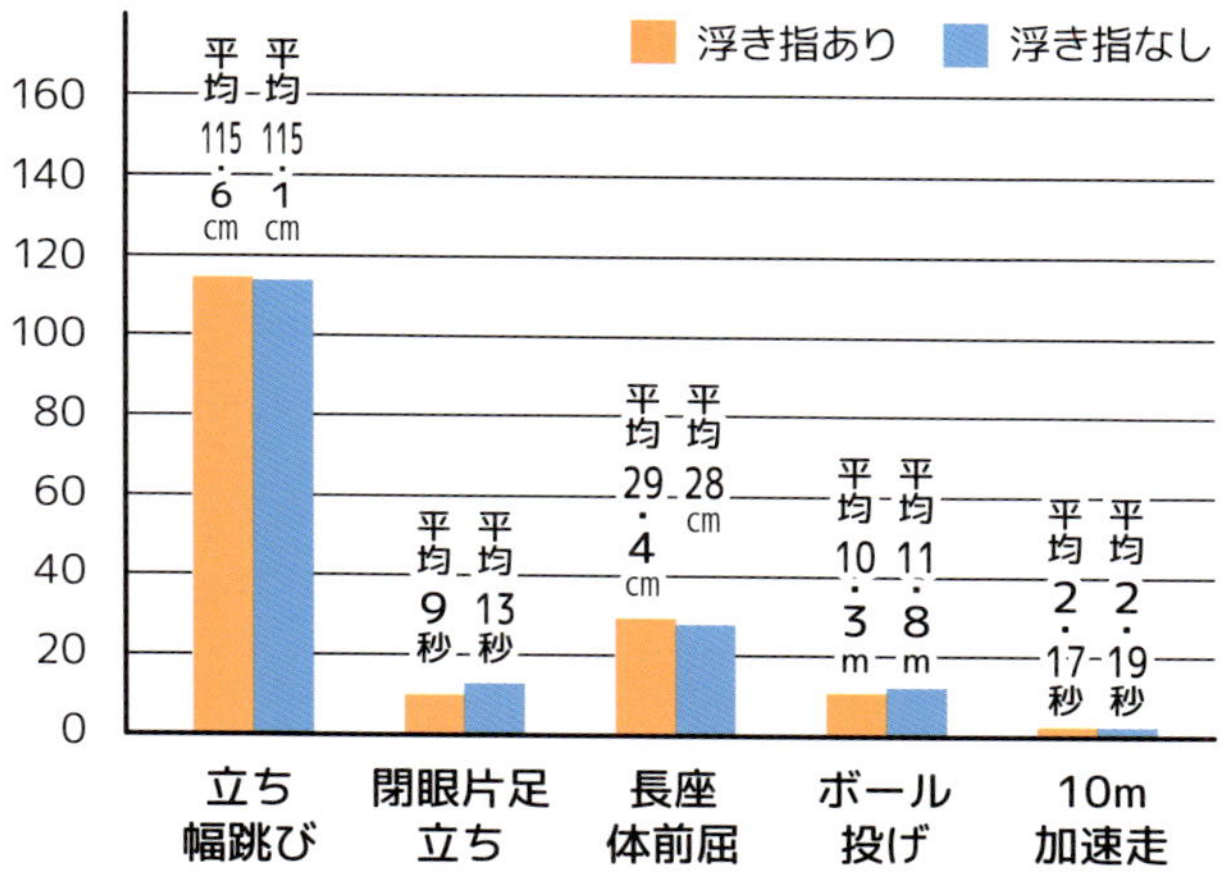

浮き指

足の指が一本以上浮いている状態のことを指します。10メートル加速走はダッシュする力、走る能力を測定するものです。走るという行為は日常的であり、緊急時にはとても必要な力になります。浮き指があることで走力が低下するのはもったいないことですね。

また、バランス能力を表す閉眼片足立ちやボール投げにおいても低い結果となりました。足指が地面から浮いていることによって本来持っている力が発揮できていないのです。子どもたちの体力低下は、この「浮き指」が大きな原因かもしれません。

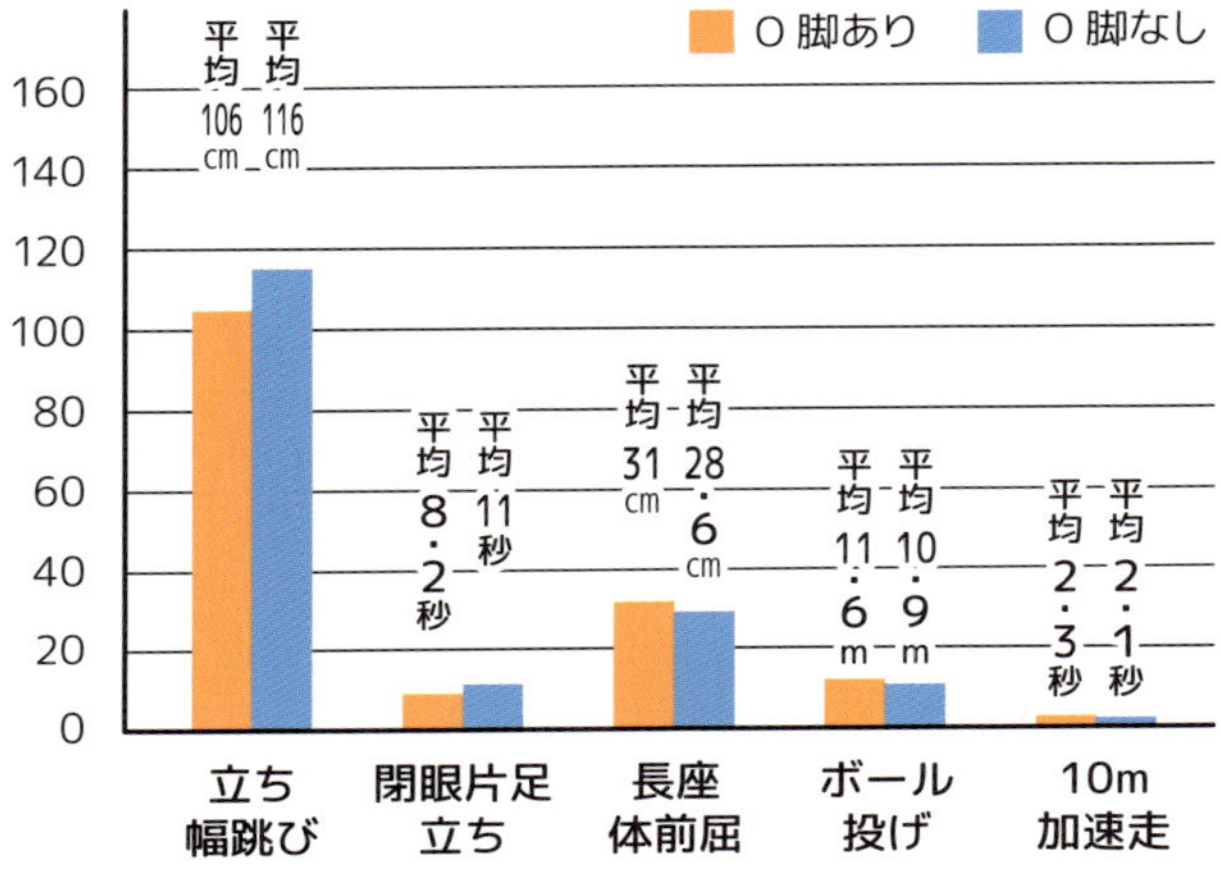

O脚

「O脚」とは足を揃えて立ったときに両膝の関節が開いてしまう状態で、「ガニ股」とも言います。一瞬に身体を押す力が試される立ち幅跳びの測定結果に顕著に表れていますね。これは両膝が外側に開くことにより力が分散してしまった可能性があります。また、閉眼片足立ちについてもひざの彎曲によりバランス能力が低下した可能性が。しかし、長座体前屈やボール投げにおいては高い結果が出ていますから、今後も経過を見ていく必要があるようです。

「X脚」とは両ひざを揃えて立ったと

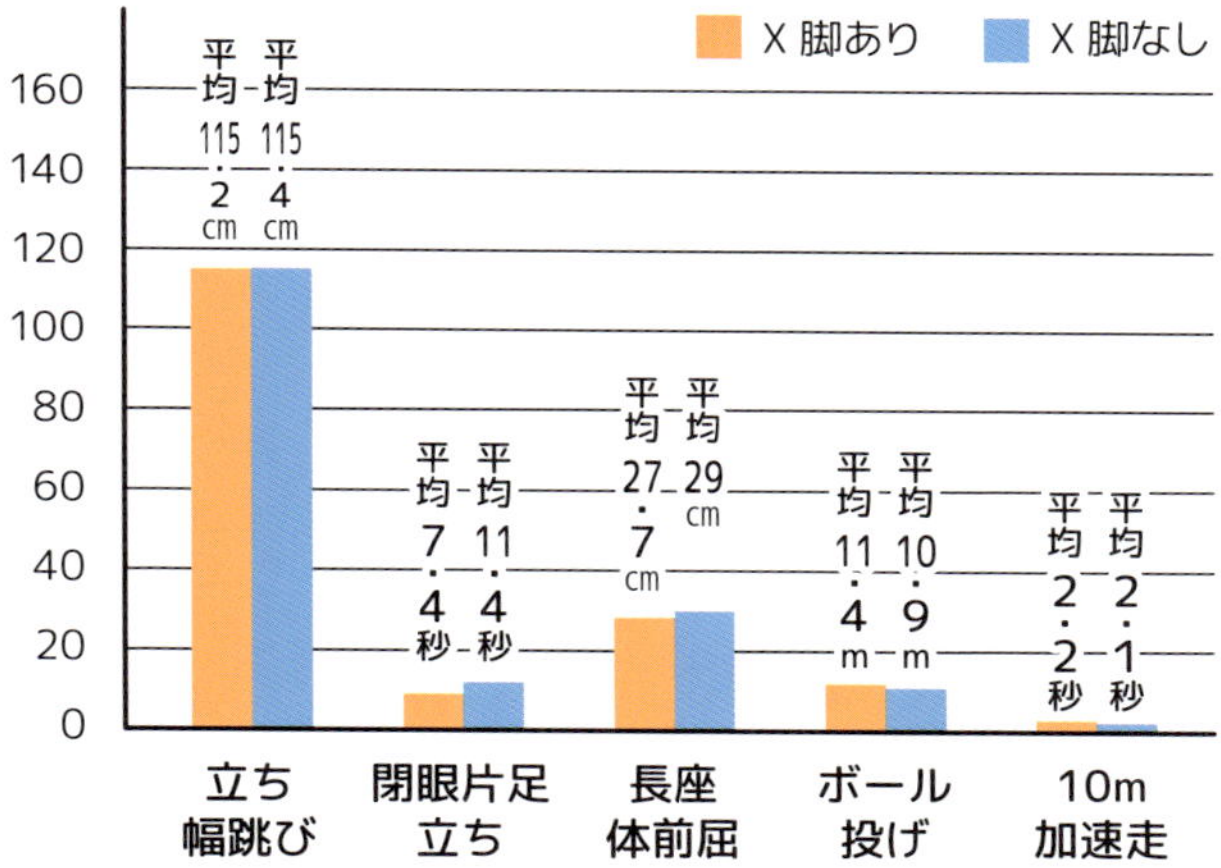

X脚

きにひざから下が外に開き、両くるぶしがつかないもの。こちらもO脚同様に立ち幅跳びとバランス能力を測定する閉眼片足立ち、柔軟性を測定する長座体前屈の測定結果が低いものとなりました。身体を一気に前に押し出す力が弱いと動き出しがどうしても遅れてしまうのです。X脚の子は転びやすいと言われています。恐らく身体のバランスがとりにくくなっているのでしょう。体前屈は姿勢にも大きく影響してくるのでX脚のお子さんは一刻も早い改善が必要です。

第5章

こうした足を放置していると…

1 幼児の不思議な動きを見逃すな

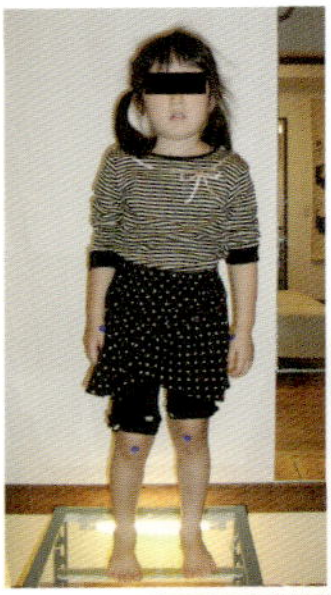

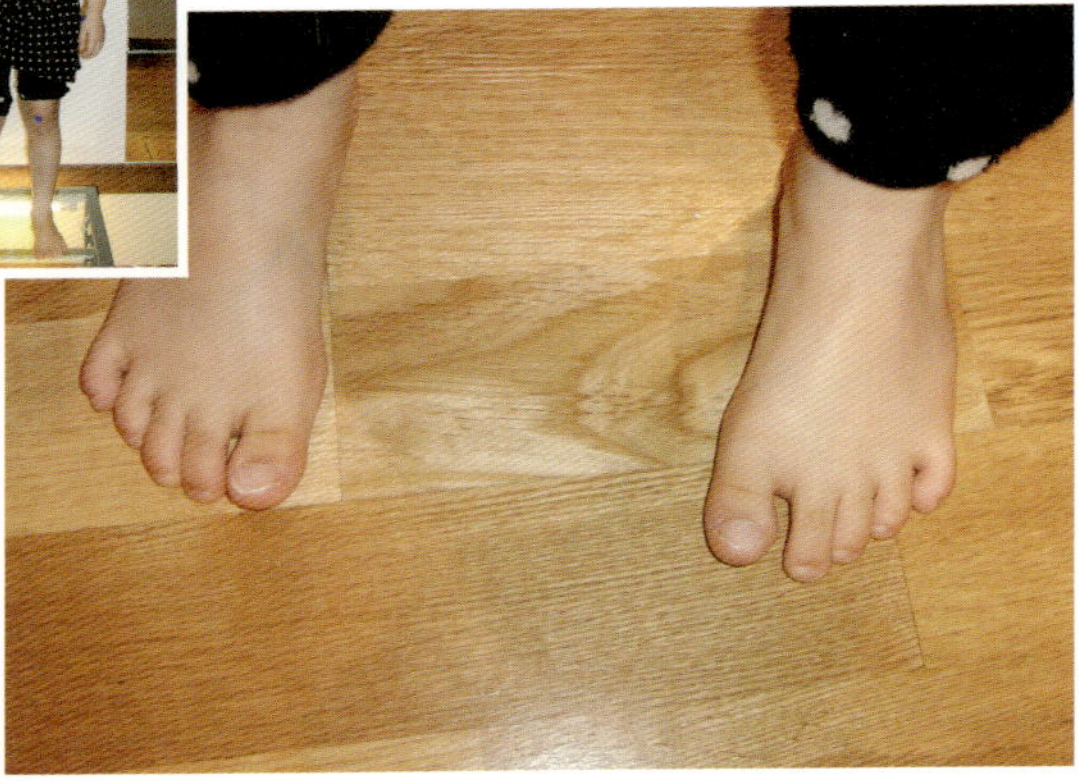

右上の写真は、5歳児で内反小趾（22P参照）を発症した女の子の足です。小指が内側へ曲がってしまっているため、歩く時に重心がつま先に移動できず、歩行が不安定でペタペタ歩きになってしまっているようでした。

左上の写真は、そんな内反小趾を放置し続けたことにより、小指のつけ根にタコができてしまった53歳女性の足です。踏み切るときの負荷が小指の付け根にかかってしまい、タコとなって痛みを伴いま

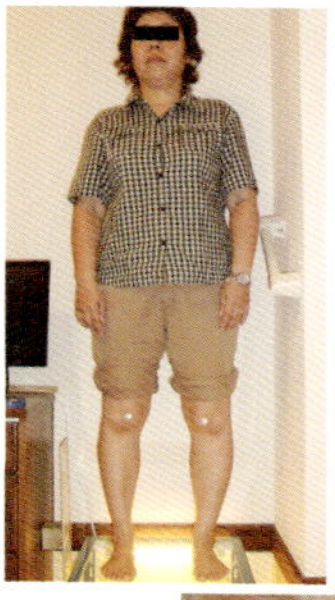

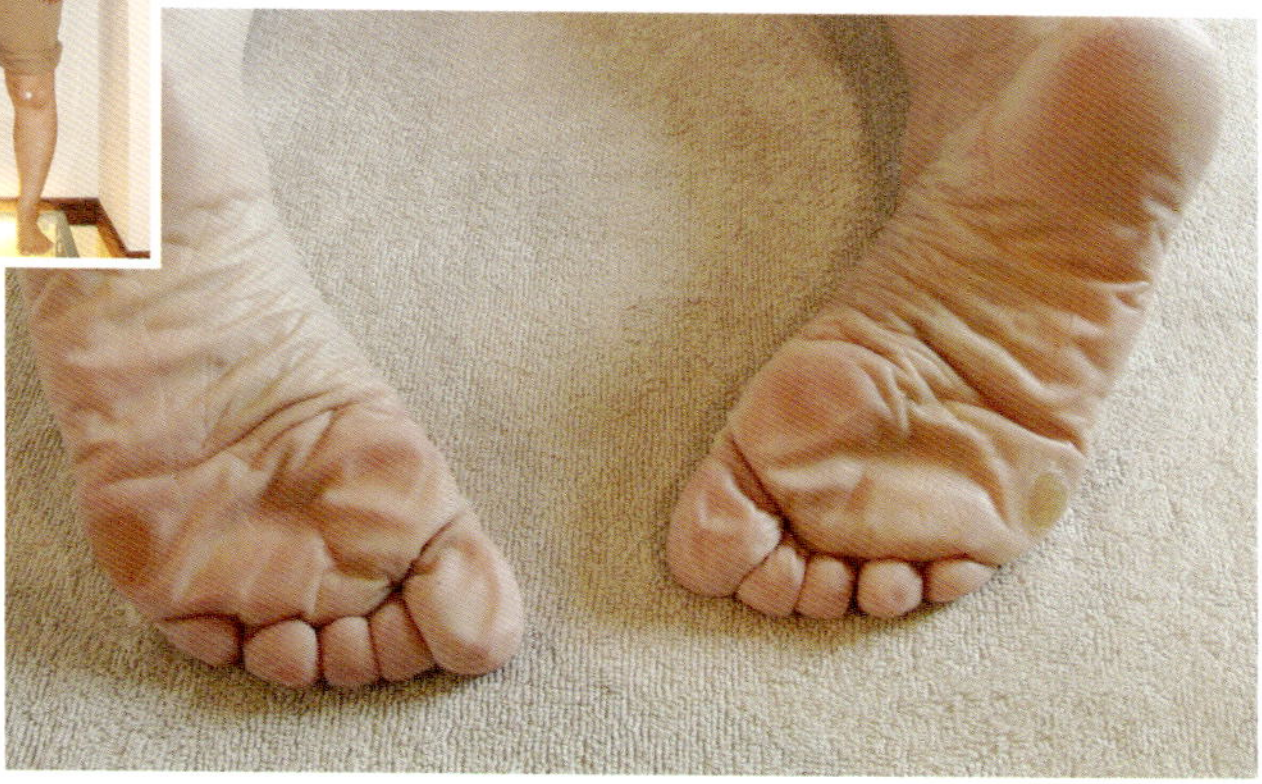

す。さらにその痛みをかばおうとするため、身体のバランスがとれなくなり、随所に問題が起きるのです。彼女は肩こりと偏頭痛に長年苦しんでいました。

　幼児のうちは、体重も軽く骨も軟骨でまだ発症したばかりなので痛みを訴えるというよりもつまずいたり長く歩くことができなかったりと、動作に問題が表れます。

　この小さなサインを見逃してしまったまま大人になると、それらが身体の各所に痛みとなって生じるようです。

2 姿勢の悪さは危険信号

子どもの足の変形は、成長とともに身体全体に影響を起こします。それを放置したままにしていると大人になってからとんでもない病気を発症してしまう可能性があるのです。

写真①は、8歳の男の子です。転んだりつまずいたりすることが多く、不安に思ったお母さんが私のもとを訪ねてきました。

この男の子、左右の肩や腰の高さが違うことに気づきませんか。実は、彼は「側《そく》弯症《わんしょう》」であることがわかりました。背柱が側方に曲がり、その上ねじれも加わり、背骨全体が曲ってしまっているのです。さらに男の子の足は偏平足でした。きっと、身体のバランスがとれずに背骨に負荷がかかってしまったのでしょう。

側弯症は症状が悪化してからでないと気づかないことがほとんどです。でも、もし放置しているとどうなるのでしょうか。

その結果が、写真②です。こちらは72歳の女性。

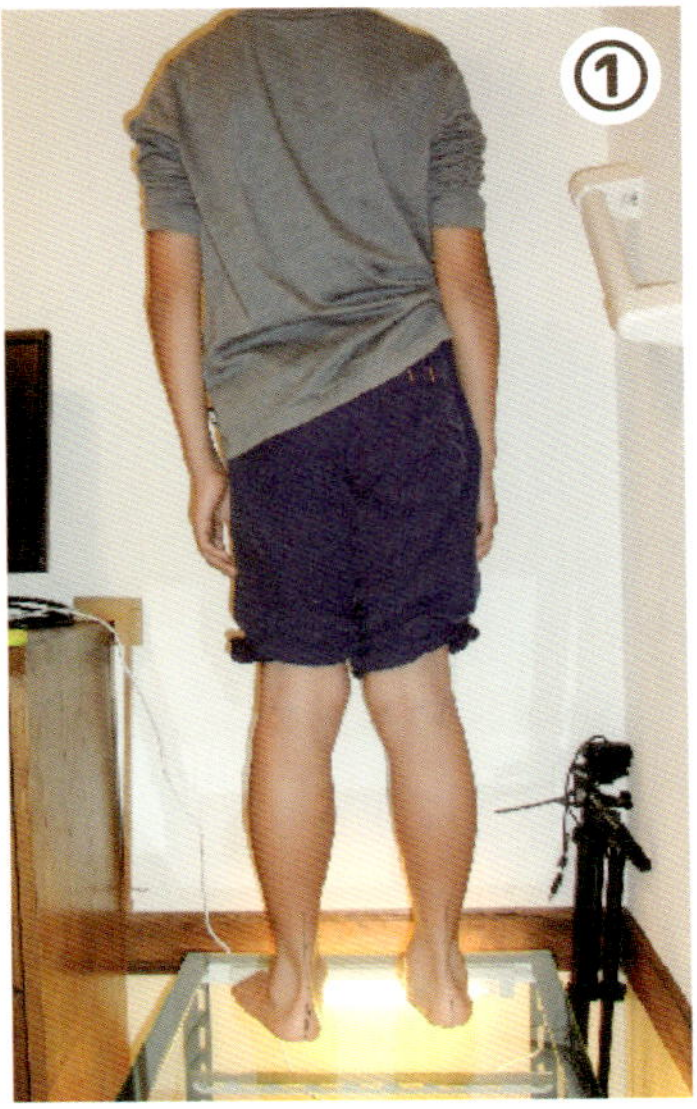

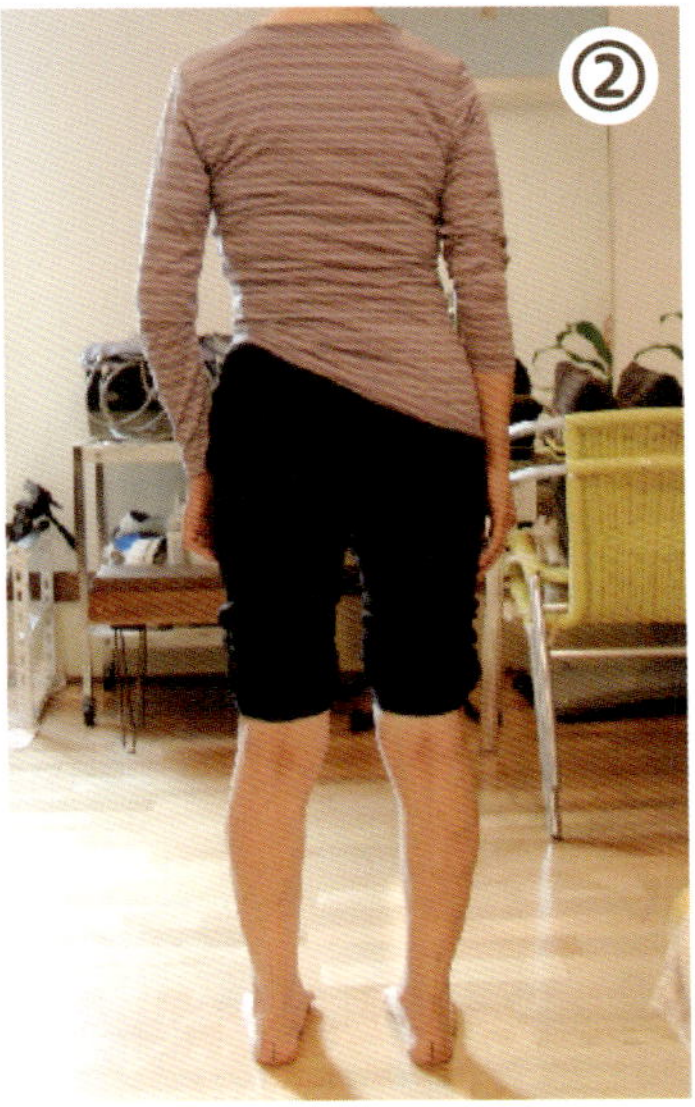

彼女は左半身が麻痺しているため、身体を左右に大きく揺らし、不安定な状態でしか歩くことができません。

側弯症は2つに分類されます。一般的な「機能性側弯症」と病気としての「構築性側弯症」です。

前者は長年姿勢が悪かったり足の長さに差があったりしたものを放っておいたがために起こるものです。後者が起こる理由のなかには、原因不明のものもあります。足によるもので初期の段階であれば矯正することも可能です。早期発見し、適切な治療を受けましょう。

3 X脚の子どもの将来

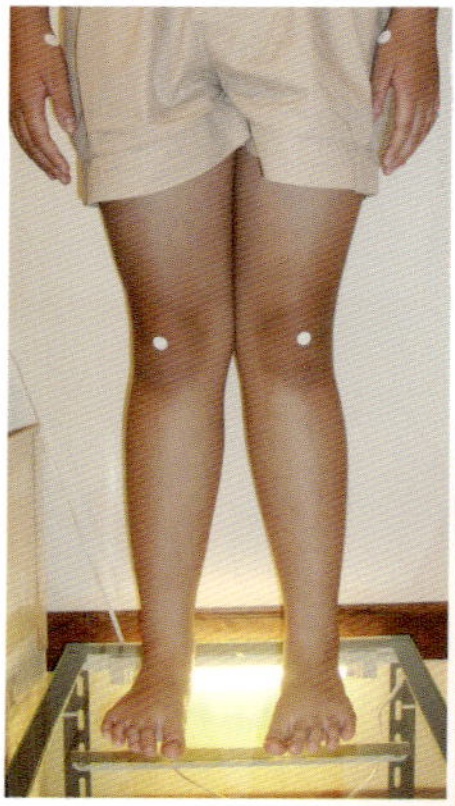

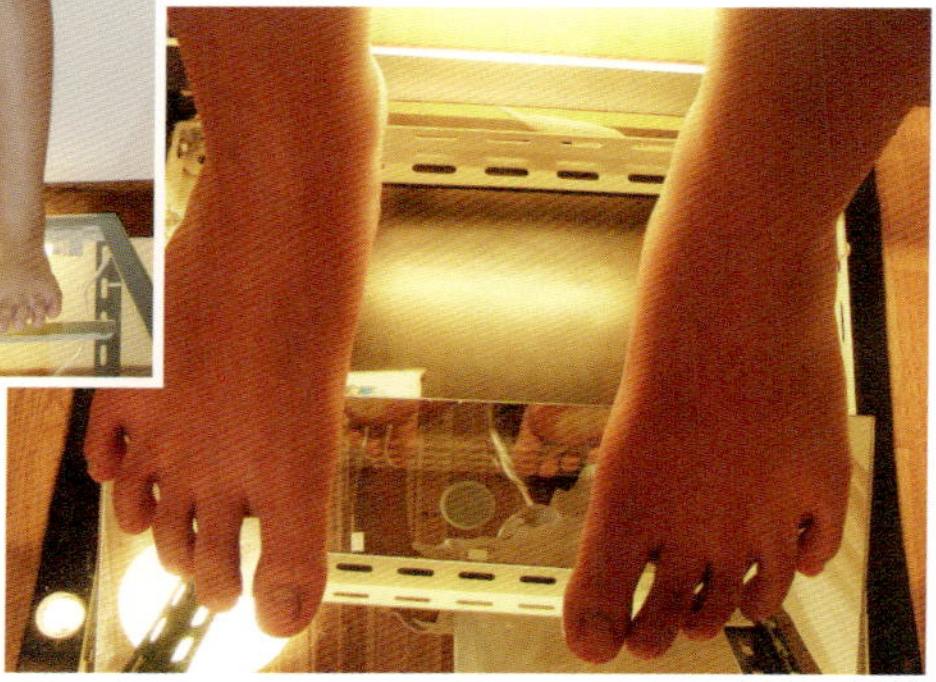

両ひざをそろえて立ったときに、くるぶしがくっつかない足を「X脚」と呼びます。

上の写真は6歳の女の子の足です。女の子は歩くことが嫌いですぐ転ぶため、体育の授業が嫌でたまらないと言います。おそらくX脚であるために重心が内側にかかりやすく不安定になってしまい、少し歩いただけで疲れやすかったり転んだりしてしまうのでしょう。

次に、左上の写真を見てください。こ

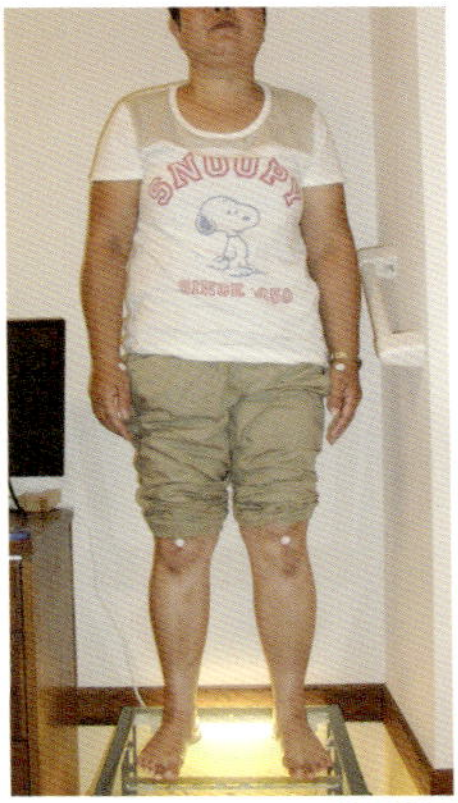

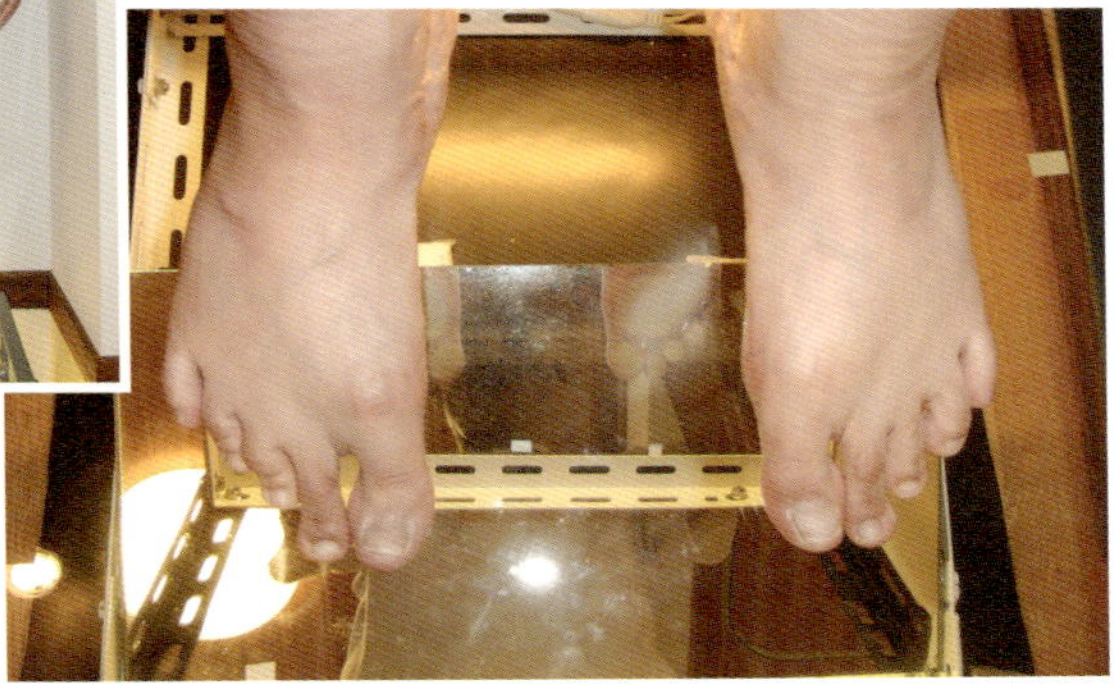

ちらは46歳の女性の足です。

彼女は10メートルの距離さえ歩くことができずに悩んでいました。足のバランスがとれず運動ができないことがやがて身体の各所に問題を引き起こしてしまっているのです。聞けば彼女は「気づいたときにはX脚だった」と言います。しかし世間ではあまりX脚の危険性について知られていないため、今日まで放っておいてしまったのです。幼児期の足の変形が年月の経過とともに日常生活に悪影響を与えてしまう可能性は大いにあるということがわかりますよね。

4 すぐに疲れる子どもの原因は？

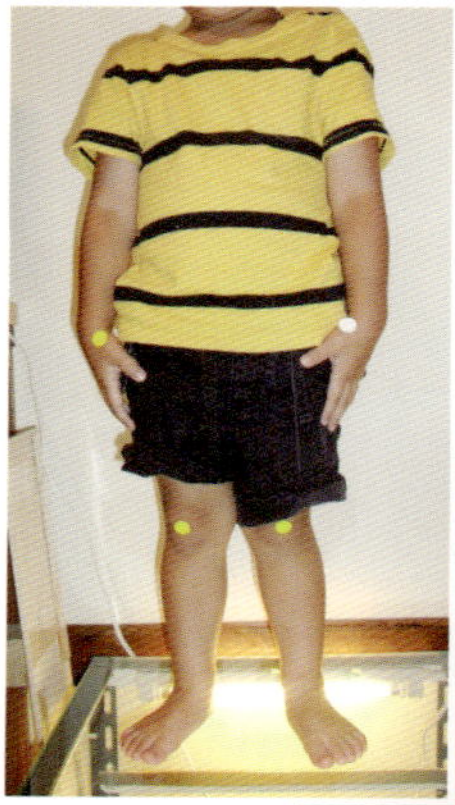

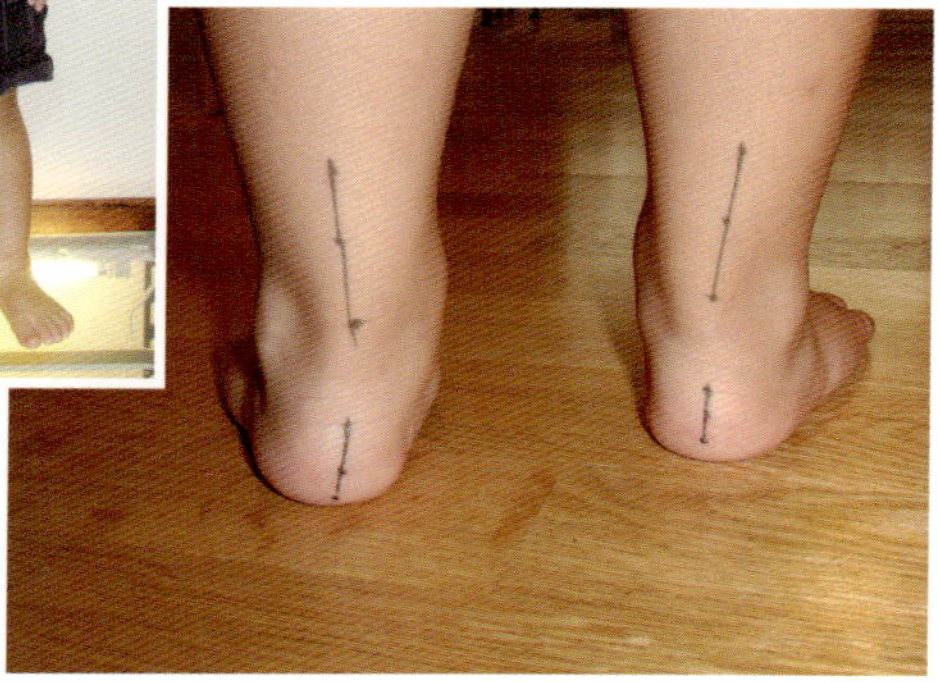

上の写真の男の子は4歳。姿勢が悪く、歩く姿を後ろから見ているとヨロヨロ。走る姿もフラフラとしていてあぶなっかしい。外出するとすぐに「もう歩きたくない」「抱っこして！」と、疲れて座り込み、おんぶや抱っこをせがむようです。男の子のカカトは、見事なまでに外反足でした。きっと身体のバランスがとれずに歩くことが辛かったのではないでしょうか。

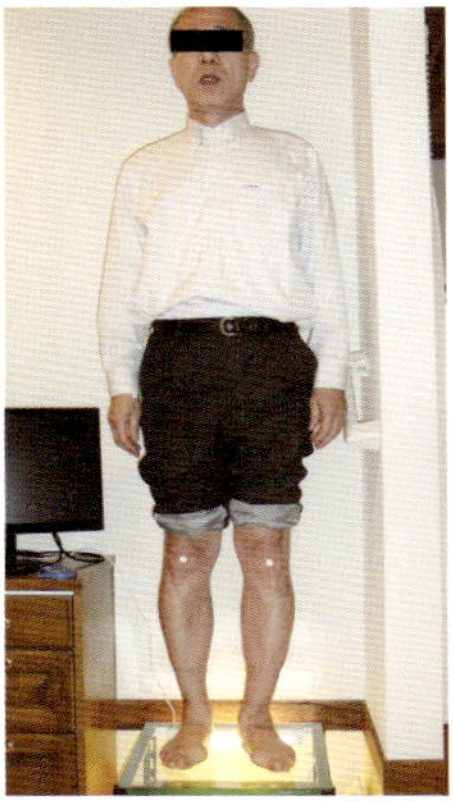

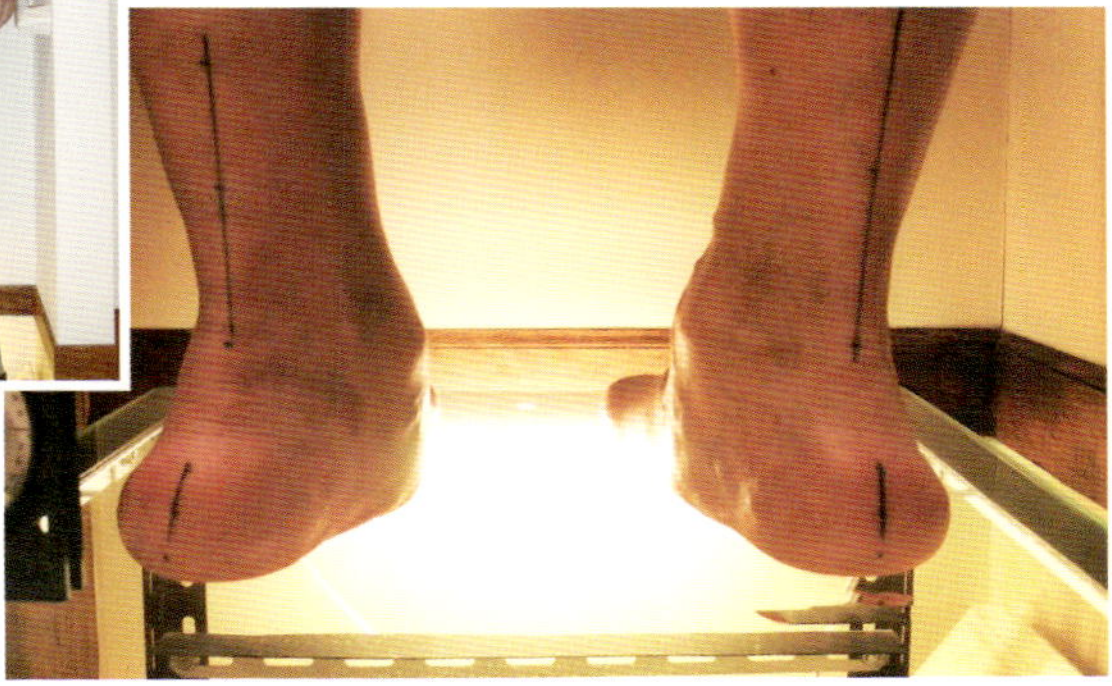

左上の男性は67歳。

外反足であるため、歩行時に膝や腰に負荷がかかってしまい、関節痛や腰痛、歩行困難で悩んでいます。幼い頃の外反足を治さないまま大人になってしまい、積もり積もった身体の悲鳴が今こうして表れているのです。

もしもお子様が外反足の場合は、すぐに対処しましょう（134P参照）。「これくらい気にすることないんじゃないの」と知らんぷりはしないでくださいね。

5 外反母趾は身体全体に悪影響を及ぼす

「外反母趾」は、幼いうちはそこまで症状がひどくないため

「あら、ちょっと外反母趾になってるわね。でもまあ、これくらいなら大丈夫でしょ」

と、見て見ぬふりをしがちです。実は親指が曲がっているため踏み込む力が弱くなり、身体機能が低下していっているということに気づいていないのです。長時間歩くことが苦手な子や、姿勢が悪い子、ペタペタと歩く子は要注意です。

この状態が続いてしまうと、次第に足だけでなく身体全体に問題が生じかねません。

外反母趾は足に合わないサイズの靴を履いていることが問題だと思っている方が多いと思います。もちろん、これらも外反母趾を引き起こす大きな要因です。ところが、靴を履かずに素足の生活をしている南国の民族にも外反母趾は多く見られます。

外反母趾が発生する理由の多くは、

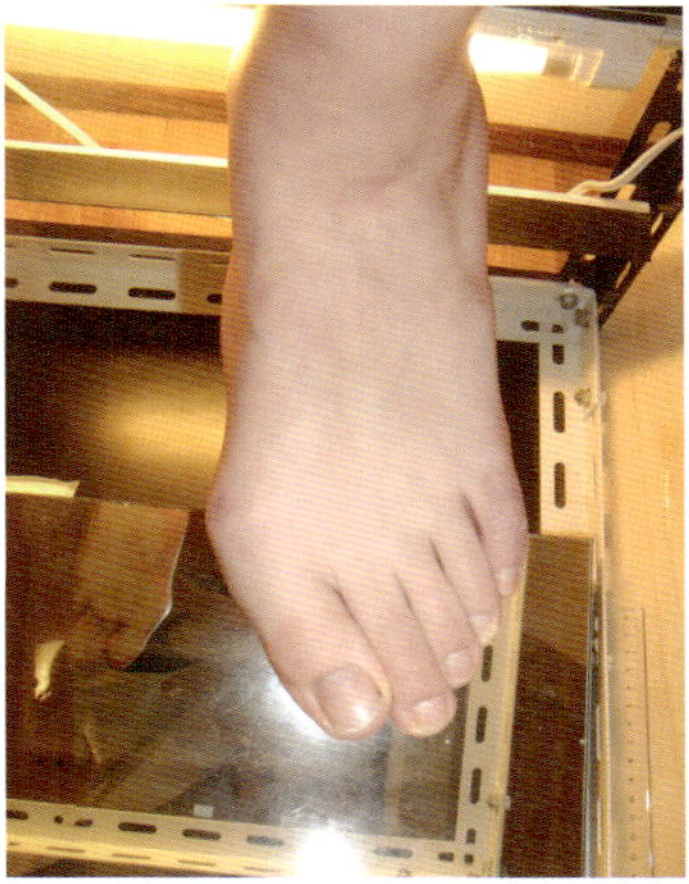

12歳　女性。
長時間歩けない。姿勢が悪い、運動が苦手などで悩んでいる。

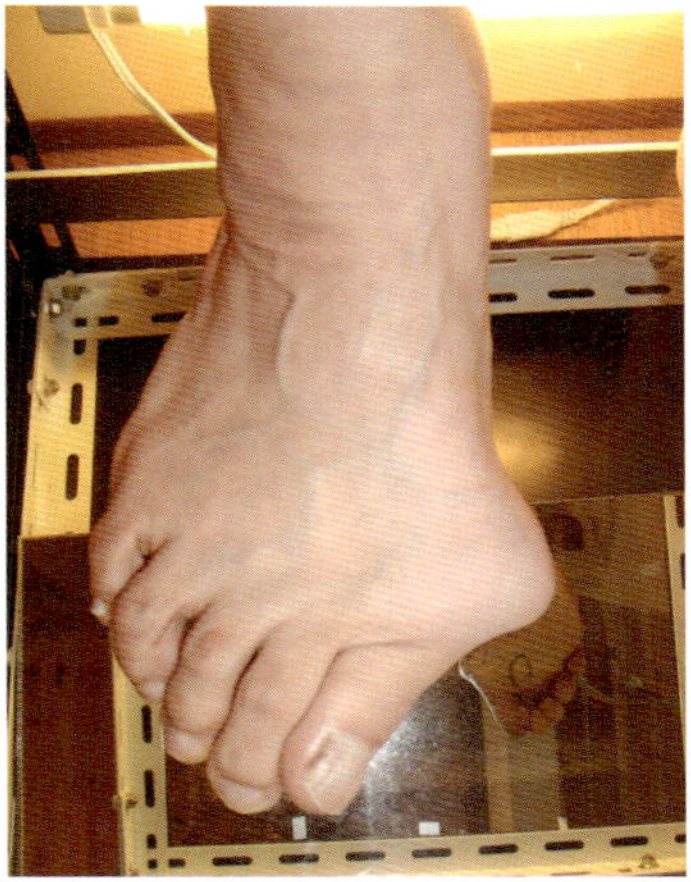

55歳　女性。
膝関節痛、腰痛、第一趾脱臼などの問題を抱えている。

「前足部内反変形」です。内反とは平面に対して内側に変形していることを言います。外反母趾の人の多くの足は、前部分が内側に変形しているため、体重をかけると親指に力がかかりすぎてしまいやがて外反母趾となってしまうのです。

これに気づかないまま過ごしているとどんどん悪化し、50代、60代となったときには親指が「亜脱キュウ」や「脱キュウ」を起こし、もう手遅れの状態になってしまいかねないのです。歩けなくなるほど辛いものはありません。

まだ間に合う！
パパとママのためのチェックリスト

どこに気をつけて子どもの足を見たらいいの？
そんなパパとママのためにチェックリストを用意しました。
チェックの数は、子どもの足が SOS を出しているサイン。
現状をしっかり理解した上で、
次の章で足の改善方法を一緒に見ていきましょう。

表面		
1		足の色は正常か？
2		外傷
3		指の間のカサツキ
4		指と指の間のタコやマメ
5		指のしもやけ
6		ツメの長さ
7		甲への靴の圧迫の跡
足裏		
8		足の色は正常か？
9		外傷
10		指の付け根にタコやマメ
11		指と指の間のタコやマメ
12		指の先端にタコやマメ
13		指の関節にタコやマメ
ゆび		
14		足の付け根から足の中央部に向けて曲がっていないか？
15		関節の部分から湾曲していないか？
16		ツメは 5 本とも上を向いているか？
17		小趾や親趾の爪が横を向いていないか？
18		ツメが前を向いている指はないか？
19		ツメの両端が指に食い込んでいないか？
20		指と指が重なっていないか？
21		指と指の間に空間はあるか？

ゆび		
22		ゆび下に紙片が入らないか?
23		指にむくみはないか?
足中央部		
24		足内側にアーチはあるか?
25		足裏の接地面が全体の 3/4 程度はあるか?
26		親趾と小趾は付け根より外に拡がっているか?
カカトの部		
27		カカトにカサツキやひび割れはないか?
28		しもやけはないか?
29		肩幅で立った時に踵がアキレス腱より外にはみ出していないか?
30		外傷はないか?
立った姿勢		
31		左右の肩の位置は地面と平行か?
32		腰の左右の位置は地面と平行か?
33		左右の両趾先は同じ高さにあるか?
34		側面から見てくるぶし・コシ・頭の中心が一直線上にあるか?
歩く姿勢		
35		肩を振って歩いていないか?
36		頭を振って歩いていないか?
37		前かがみ、後ろに傾いて歩いていないか?
38		ガニ股、内股で歩いていないか?
39		つま先歩きをしていないか?
40		着地するときに足裏全部一度についていないか?
41		ぺたぺた、ドタドタ歩いていないか?
42		まっすぐ歩けるか?
43		ケンケンで左右どちらかすぐにバランスを壊すことはないか?
44		後ろ歩きはできるか?
45		つまづきやすくないか?
靴		
46		靴のシワはまっすぐについていますか?
47		カカトの減り方は両足均等ですか?
48		カカトのすり減る位置が内側だけ・外側だけ減っていないか?
49		靴底の減り方前方、後方均等に減っていないか?
50		足挿入口の大きさや形は左右同じか?

靴		
51		タンの向きは中央にきているか?
52		脱いだ時の靴の歪みはあるか?
53		カカトを踏んでないか?
54		靴に穴が開いているところはないか?
55		マジックテープにゴミがたまってないか?
56		ゴムが伸びて切っていないか?
57		靴ひもが長すぎたりしていないか?
58		靴ひもが結べないのに靴ひも用の靴を履かせていないか?
インソール		
59		片方に穴は開いていないか?
60		指の跡が5本綺麗についているか?
61		指の先だけがついていないか?
62		左右均等に指跡はついているか?
63		踵の跡とインソール後方に空間はあるか?
64		指先とインソール先端までは 1cm 程度か?
65		インソールに血や体液の沁みた部分はないか?
66		インソールを外に出すと歪んだり反ったりしていないか?
67		インソールのカカトの部分だけが左右に反っていないか?
68		インソールの一部だけがすり減っていないか?
足首		
69		足首は前方に伸びるか?
70		足首は後方に反るか?
71		足首を左右に倒すことは出来るか?
72		足首を回すことは出来るか?
73		くるぶしに圧迫跡はあるか?
膝		
74		O脚になっていないか?
75		X脚になっていないか?
76		反張ひざになっていないか?

第6章

今からでも遅くない！子どもの足を守る方法

1 子どもはまだ骨が未完成

生まれたばかりの赤ちゃんの足はふにゃふにゃですよね。実はまだ骨が並んでいるだけで、しっかりと形成されていないのです。成長するとともにカルシウムが蓄積されて骨になっていきます。これを「骨化」と呼びます。

足首から下にあるカカトの骨「足根《そっこん》骨《こつ》」が全部そろうのは4歳を過ぎた頃だと言われています。一般的に歩きはじめるとされる1歳のうちは、まだ足根骨は4つしかなく、未完成なのです。

足の裏のアーチもまだありません（26P参照）。大人の足のようなアーチに近づくのは6～7歳の頃だと言われています。

このように赤ちゃんの足は柔らかいので、意外とどんな靴でも履けてしまうのです。だからこそ靴選びが重要です。特に、まだ足根骨が完成していないうちはカカトがしっかりした靴を選びましょう。

骨化が完全に終了するのは20歳前後です。人間の足は実に長い時間をかけて

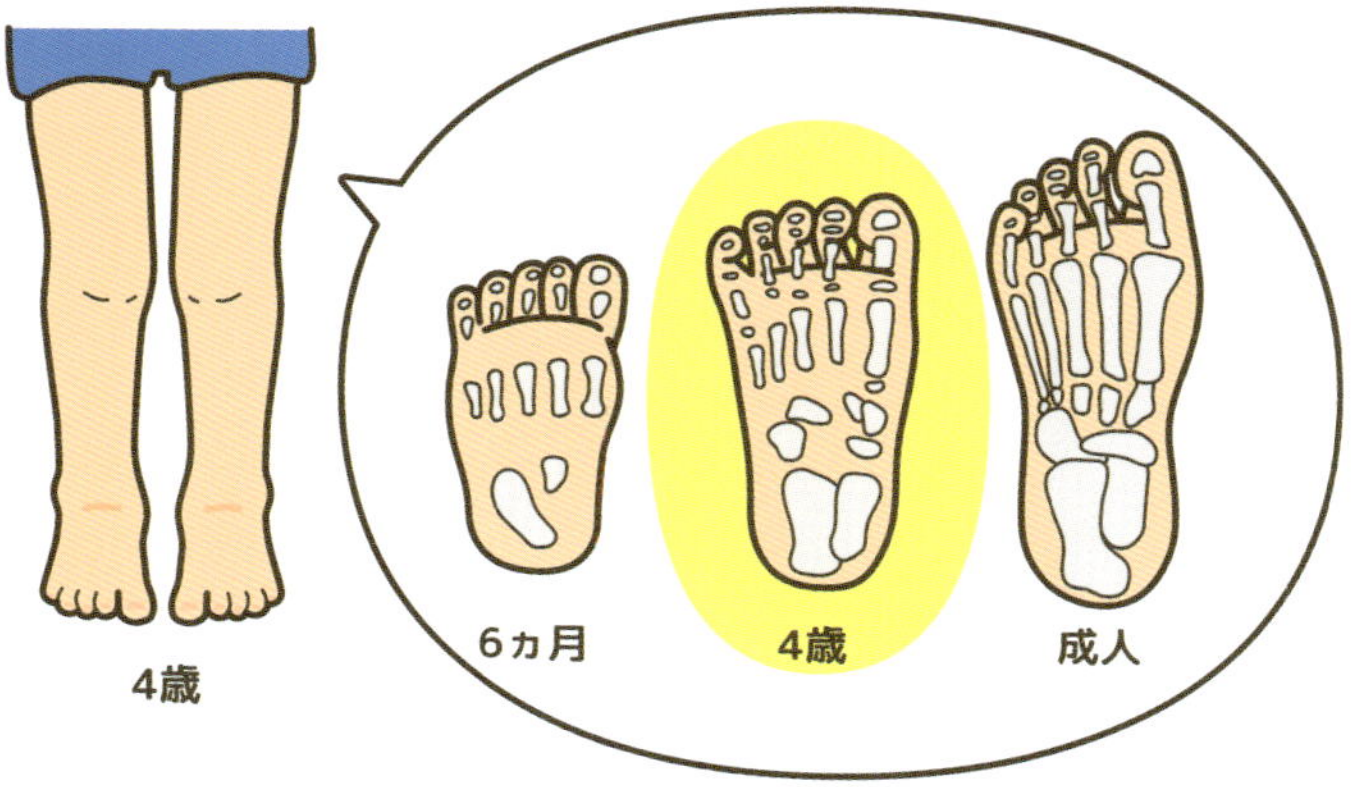

形成されていくのです。実際に、大人の足と子どもの足を比べてみるとまったく違うことがわかります。まだ成長途中の子どもの足は幅が広く、指が扇状に広がり、土踏まずが未完成なのが特徴です。この足を、正しく成長させることができるかどうかは、お母さんたちの手にかかっています。

ここまで私の話を聞いて少しでも危機感を持ってくださったお父さん、お母さん。今からでも間に合います。どうすれば子どもの足がきちんと育つかを今から一緒に勉強していきましょう。

2 食べものと足の関係性

足の裏を見ると、変形だけでなく食生活までわかります。栄養バランスをしっかり守った食事を摂っている子どもの足の裏は綺麗なピンク色です。ところが、お菓子や塩分などカロリーの高いものばかりを食べている子の足の裏は赤っぽく、全体的にぼってりとしています。そして、ミネラルが不足している子の足の裏はまるで幽霊のように真っ青。

「でも、ちゃんと背はのびているし体重も平均。足の指やカカトも、そこまで大きな問題は抱えていないのだから大丈夫なんじゃないの」

お母さん、今はそう思うかもしれませんが、食生活は重要です。

例えば、うどん一杯で摂れる栄養はほんのわずかです。ドイツの科学者であるトゥス・フォン・リービッヒ男爵が唱えた「ドベネックの桶」を使って必要な栄養素の話をしましょう。

人間の成長を桶の中に張った水に見立て、桶を作っている板を養分と見立てま

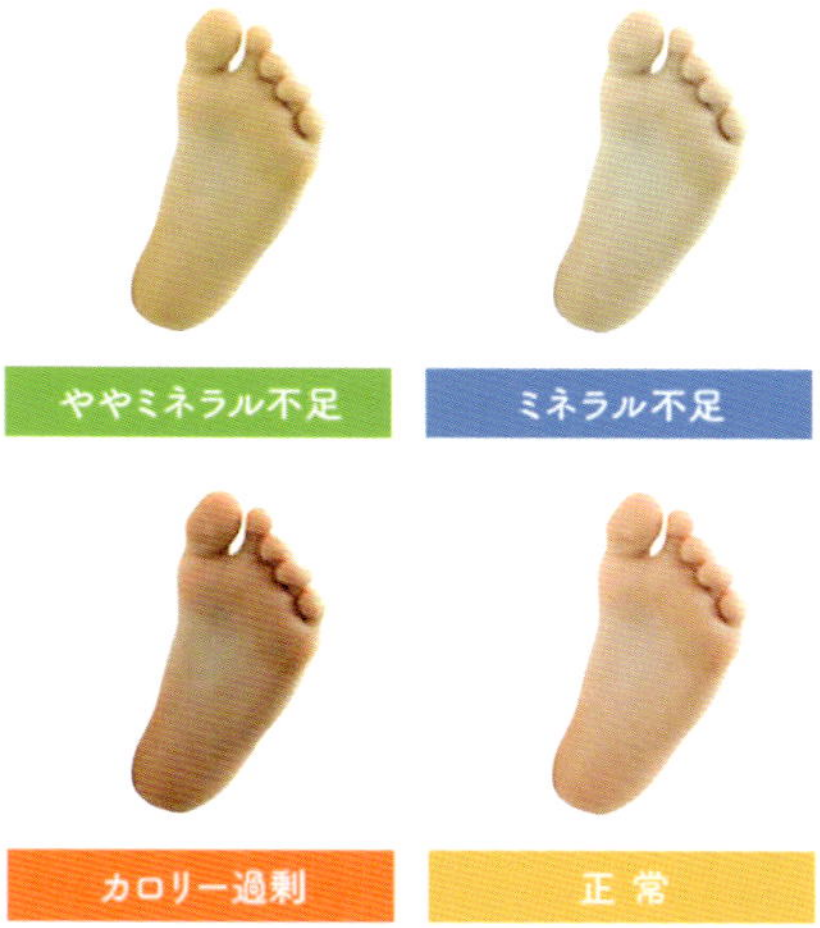

足裏の色は、偏食・栄養バランスによって変化する傾向にあることがわかりました。

す。その際、一枚の板のみが短いと、一番短い板から水が溢れ出し、結果、水は一番短い板の高さまでしか入らなくなってしまいます。人間も同じで、必要な栄養素が極端に不足していると、そこで栄養バランスが壊れてしまうのです。

食事をお腹が膨れれば良い「エサ」と考えるのか身体を成長させるための大切な栄養補給と考えるのか。そこを意識するだけで、子どもの足はずいぶんと変わるはずです。変形だけを心配するのではなく、ぜひ食生活にも目を向けてください。

3 歩く場所で足はこんなに変わる

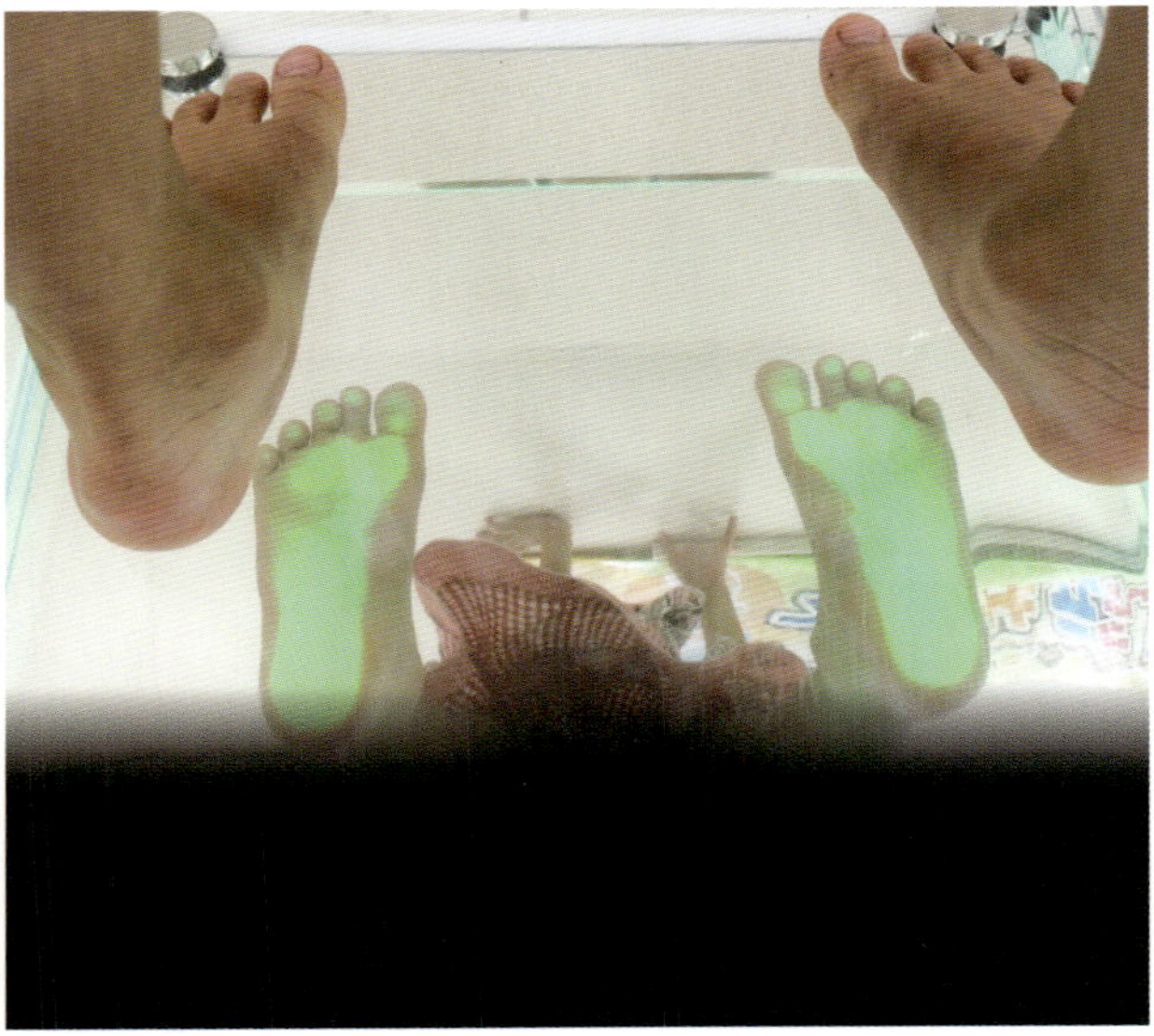

子どもの足はどこを歩けば健康になるのかと思い実験してみたことがあります。

上の写真は、どちらも同じ子どもの足です。右は街中を30分歩いたあとで測定したもの。左はその1週間後に近所の山道を30分歩いたあとで測定したものです。同じ30分間だけだというのに、舗装されていない山道を歩いたときの方が、足裏のアーチの盛り上がりが大きくなっていました。

園の測定でも同じことがよく起こります。小高い丘やあぜ道などによく散歩に

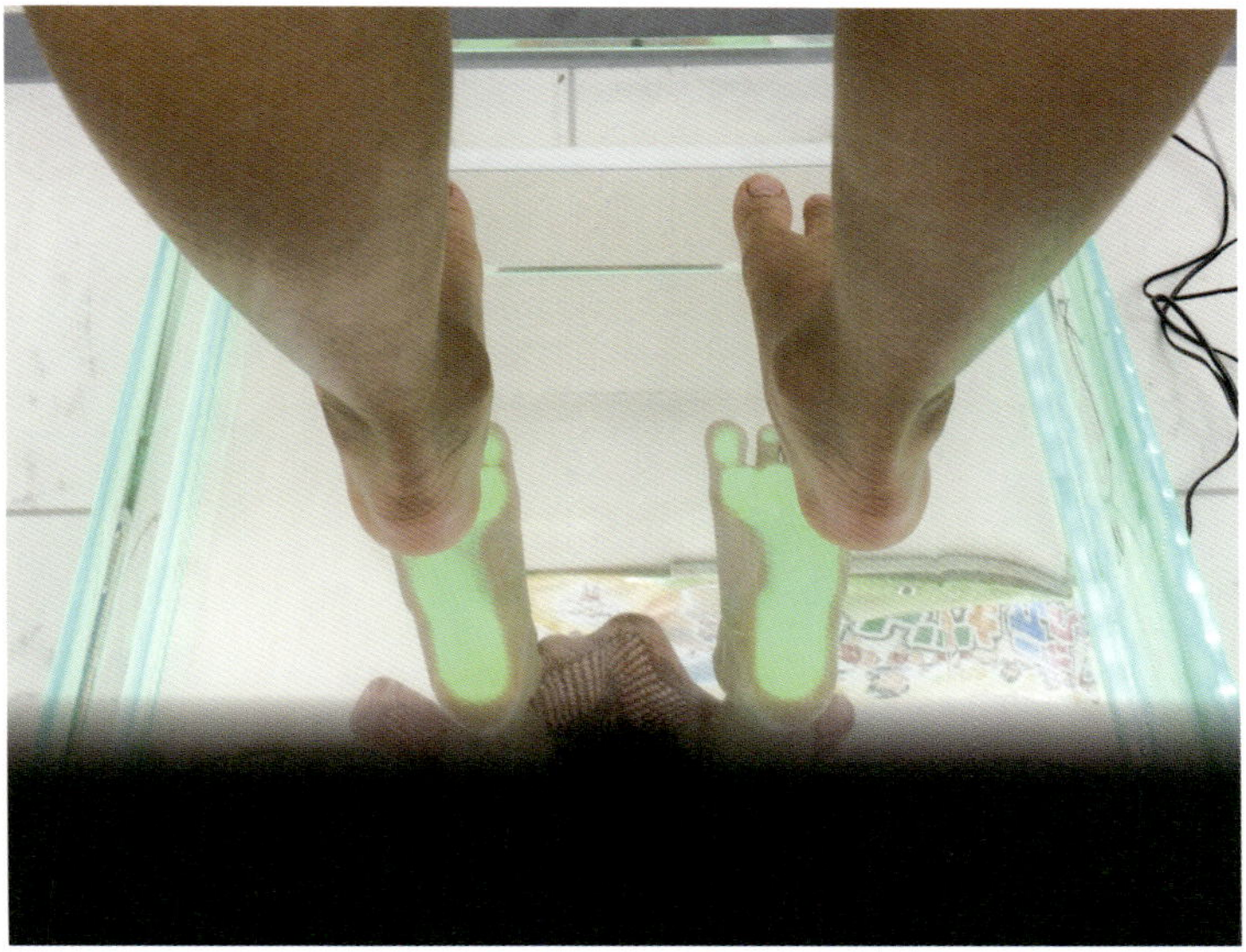

行っている保育園の子どもたちの足は、土踏まずが立派に育った足であることが多いのです。また、園庭に丸太の平均台や砂利道がある園の子どもたちの足もよく育っています。

この測定結果からわかるように、凹凸の多い山道や石ころがゴロゴロと転がっている河原、舗装されていないあぜ道などに出かけたほうが、子どもの足裏には元気な土踏まずができるのです。特に6歳までの子は、短時間でも自然型の公園や野山へ散歩に出かけるとストレス発散にもなり、とても良いことだと言えます。

4 子どもはどれくらい歩くべき？

子どもの身体は大きくわけて食事・運動・睡眠・排泄といった4つの動作を繰り返しながら成長しています。その中で唯一「運動」だけが全身の筋肉を使います。その運動の基本が「歩く」ことです。

歩くと呼吸が増え、筋肉や骨が刺激を受けて血液が身体中を循環し、60兆個もの細胞が活性化されていくのです。人間として正常に生きていくために、歩くという動作が必要なことがよくわかります。

では、幼児は1日にどれくらい歩けば良いのでしょうか。

ある調査では、よく遊ぶ小学生の1日の歩数は2万7600歩と出ています。

さらに、徒歩で登園している幼稚園生の子に万歩計をつけて測定したところ、平均で約3万2000歩も歩いていることがわかりました。このお子さんたちは、みんな土踏まずがくっきりとして

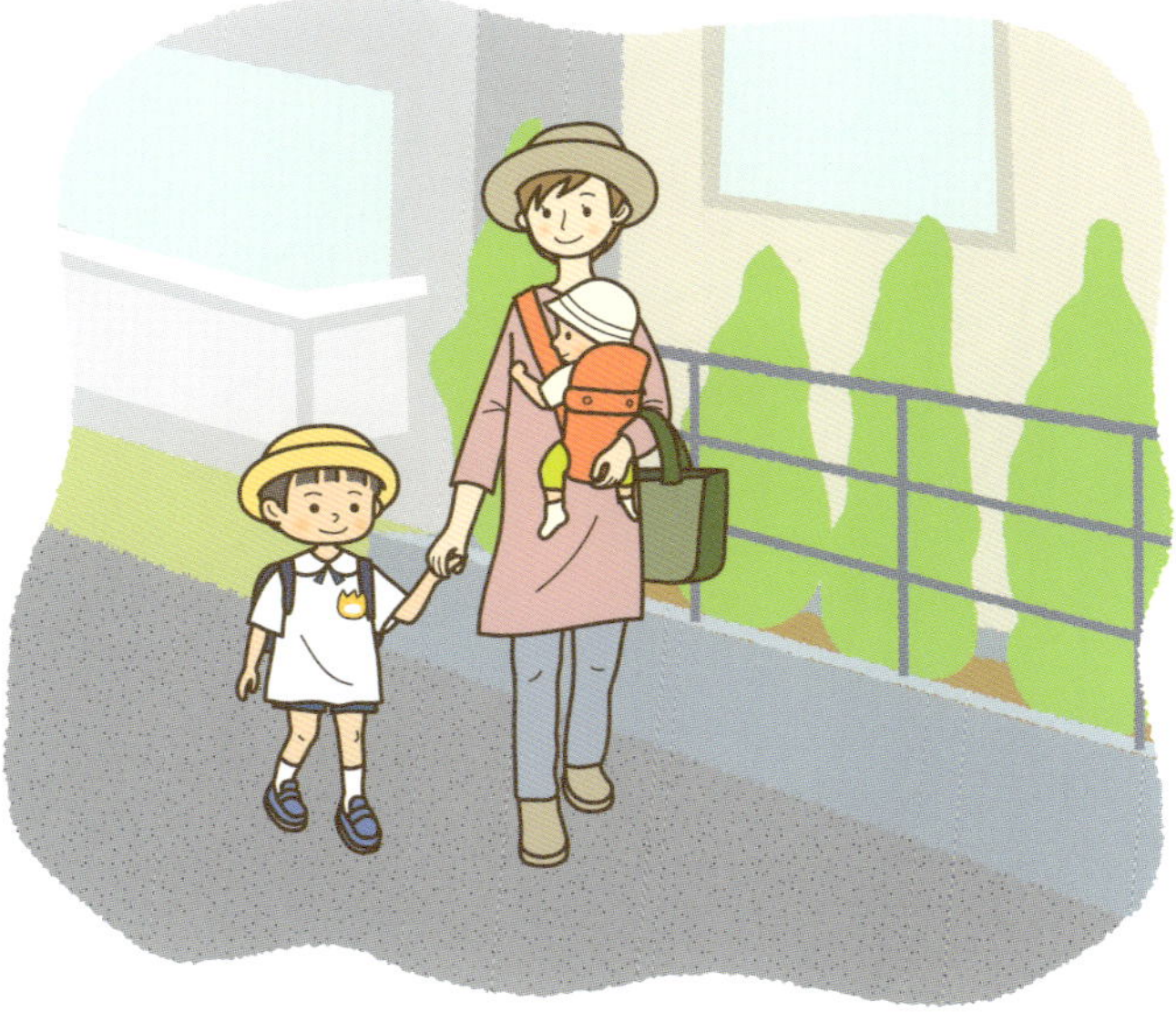

いて足は速く、集中力も抜群だということです。

この数字からすると、1日3万歩が幼児が歩くべき目標なのではないかと、私は考えています。

人には約650種の筋肉がありますが、その3分の2は腰から下についています。つまり、足をよく使うことは筋肉を鍛えることにもつながるのです。歩行量が少ないとこの3分の2の筋肉が衰えていってしまうと言っても過言ではありません。

5 正しい歩き方をマスターしよう

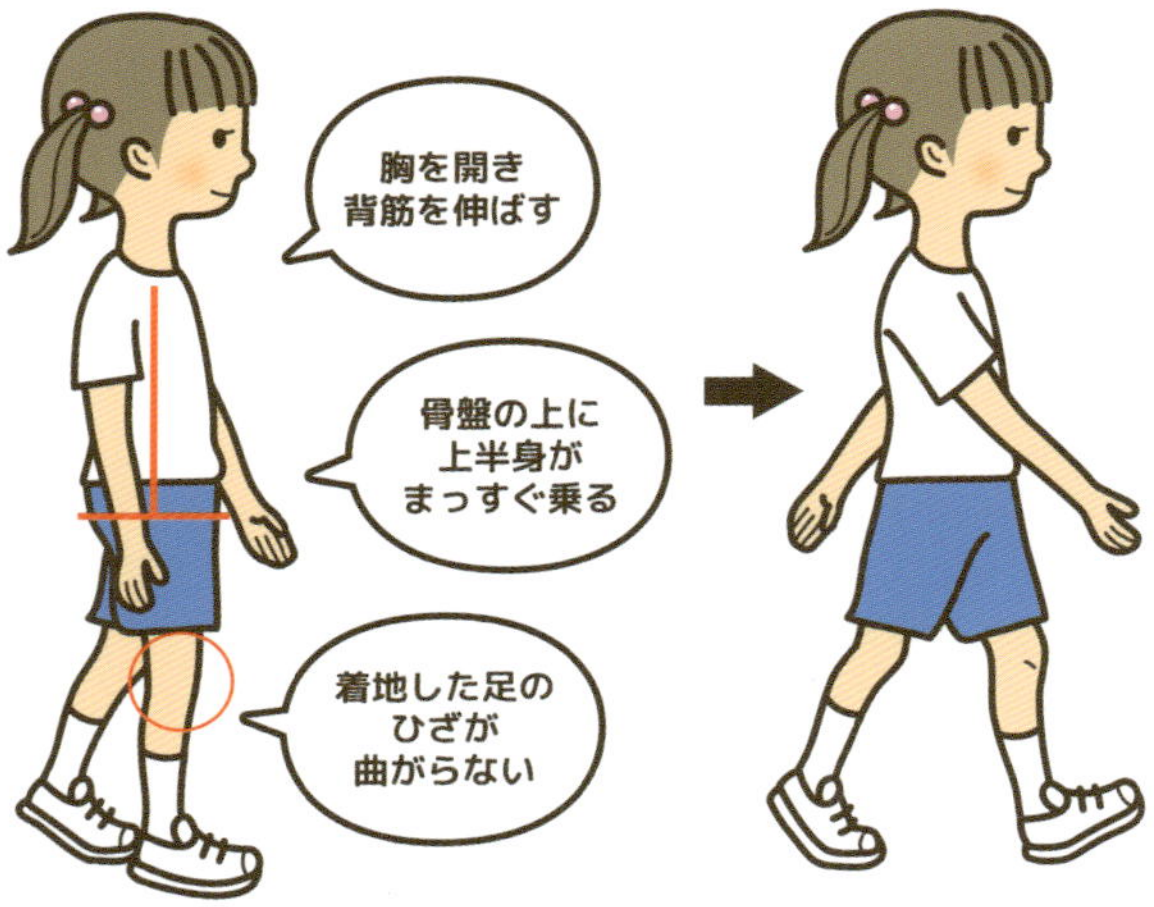
胸を開き
背筋を伸ばす
骨盤の上に
上半身が
まっすぐ乗る
着地した足の
ひざが
曲がらない

3ステップ歩行

元気な足を育てるには、歩き方を意識することも重要です。

まずは背筋をピンとのばし、胸を張りましょう。そして、1歩踏み出してください。カカトからしっかり着地できましたか？

正しい歩き方のポイントは、着地をしたときのカカトと、次の1歩を踏み出すときの足裏の動きにあります。

カカトから踏み出して、足の小指側に体重を移動してから、ひとさし指・親

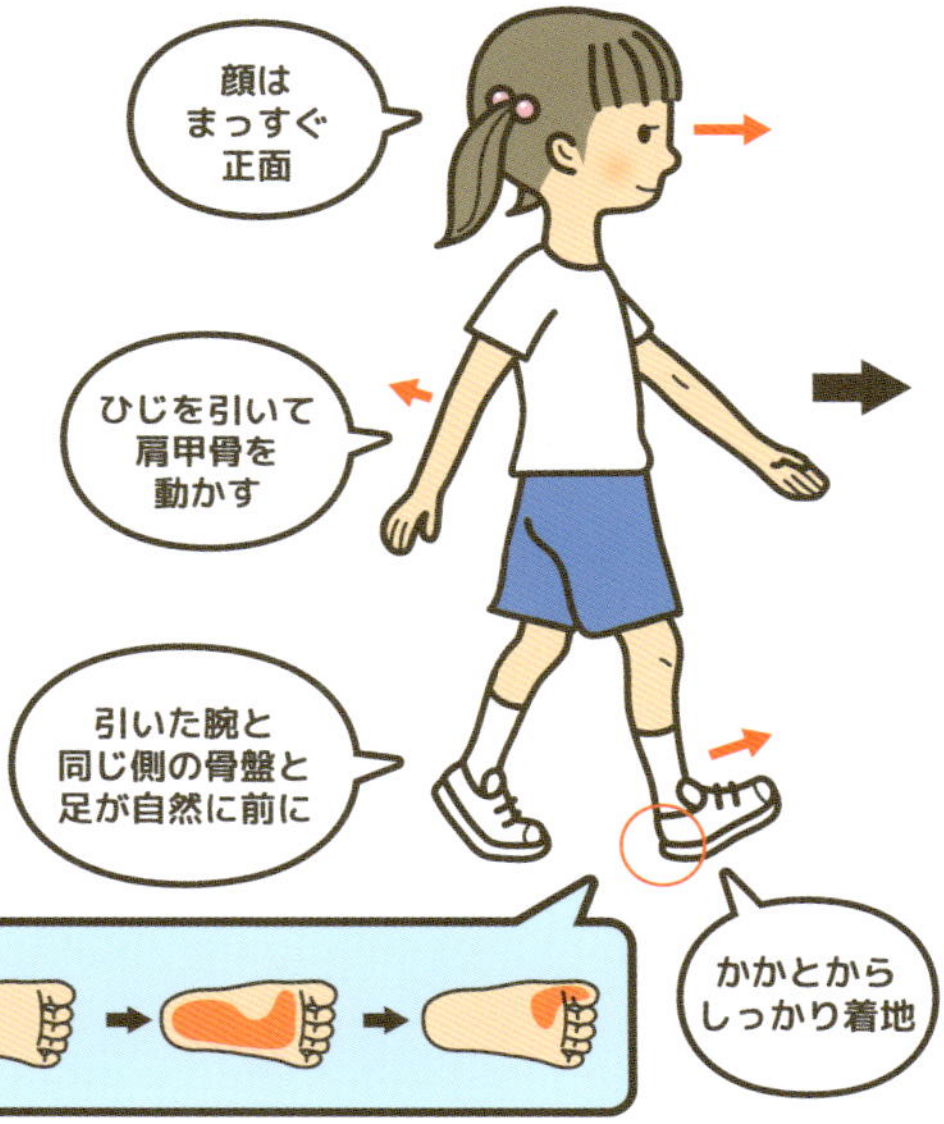

指で蹴り出す。この3つの流れが正しく歩くための秘訣なのです。私はこれを「3ステップ歩行」と呼んでいます。これさえ意識できるようになれば、正しい歩き方をマスターしたと言っても良いでしょう。あとは、ひざを伸ばして歩幅を広げることも大切です。

若者に多いと言われている「ペタペタ歩き」はこの動作ができていないがために起きています。また「意識してもうまく歩けない」という方は、すでに足トラブルを抱えているか靴が合っていないかのどちらかなので、すぐに手を打ちましょう。

6 家庭でできる元気な足のつくり方

道具なしで家庭で簡単にできる足の運動が「握足手運動」です。足の指の間がよく開き、指の関節がほぐれるだけでなく血液の循環が良くなり身体全体の筋肉がほぐれます。椅子に座ってでも床にあぐらをかいてでもできるので、家族みんなで試してみてください。「握足手運動」が難しい場合は、右下の「準握足手運動」から始めてみましょう。

【準握足手《じゅんあくそくしゅ》運動】

①
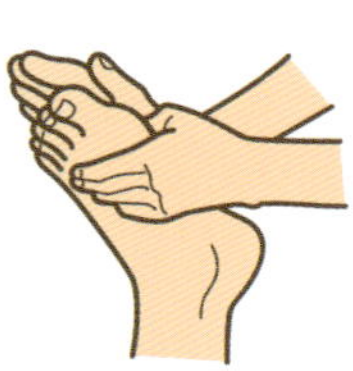

左手で左足指のつけ根を掴んで固定し、右手のひらで左足趾全体を包み込みます。

②
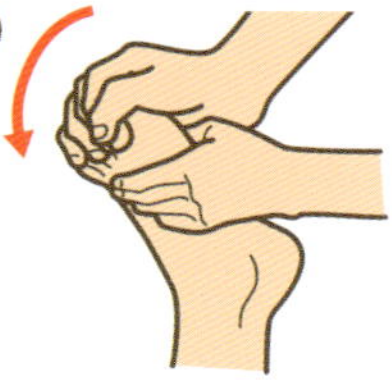

足の甲のほうに押し曲げるようにゆっくり力を加えていきます。

③
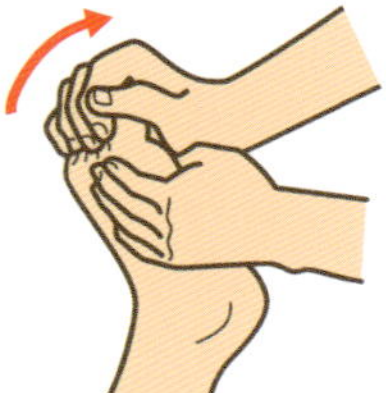

今度は足裏側へゆっくり足指を曲げていきます。

④
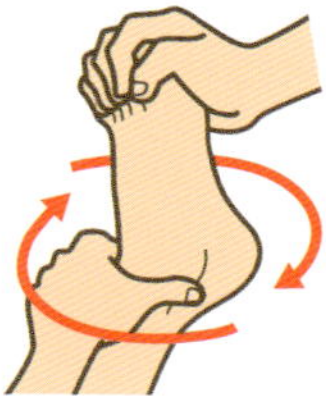

左手でくるぶしの上を持ち、右手は左足指を包んだまま、時計まわりに3回、反時計まわりに3回まわします。反対側の足も同じです。

【握足手運動《あくそくしゅ》】

①

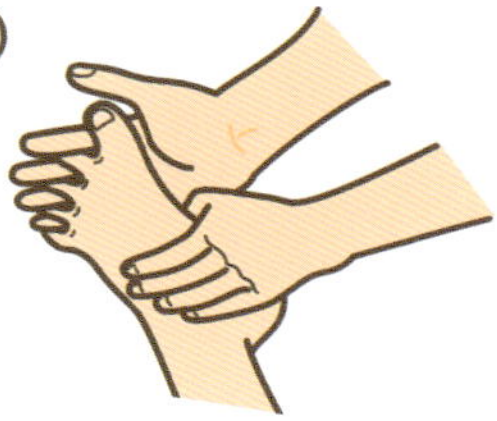

左手で左足指のつけ根を握り、固定します。

②

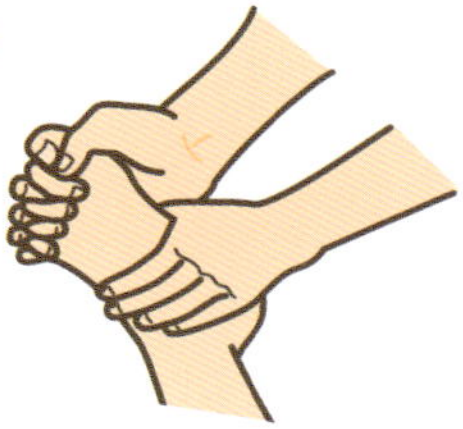

左足の指と指の間に足裏側から右手の指を入れ、足と手で握手状態にします。

③

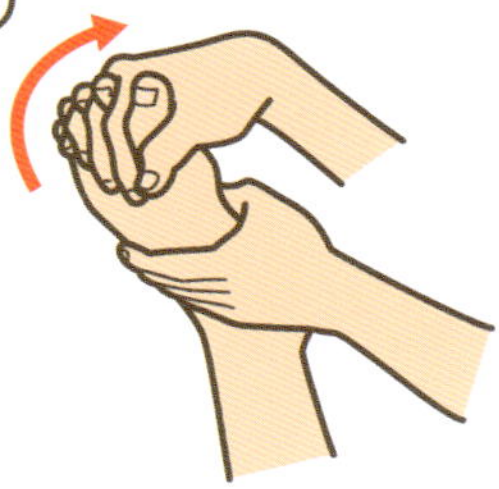

握手状態のまま足指を足裏のほうへゆっくりと引っ張ります。十分にひっぱったらもとに戻します。

④

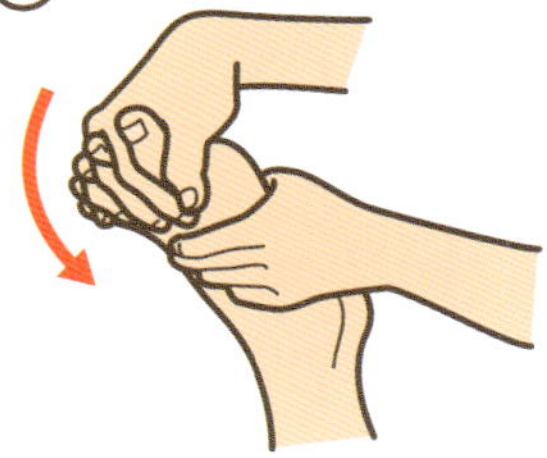

今度は甲のほうへ反らせます。同じように十分に反ったらもとに戻します。

⑤

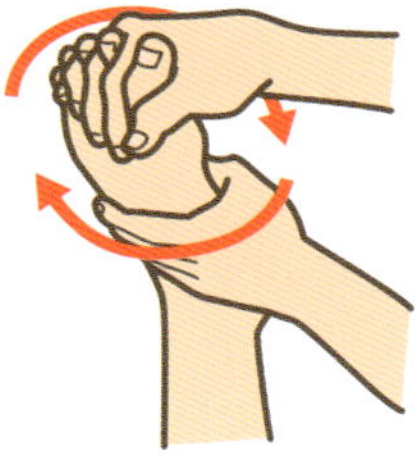

足の指先を時計まわりにゆっくりぐるりと3回まわします。

⑥

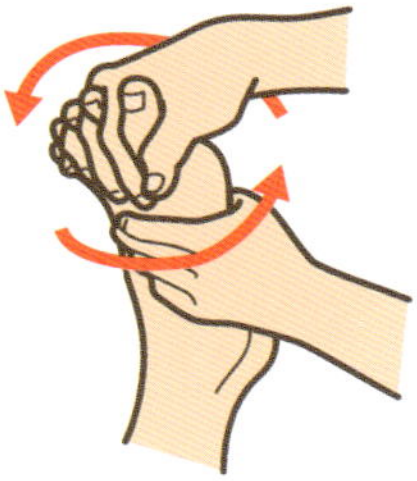

次に反時計まわりで同じように3回まわします。同じ要領で反対の足も行います。

道具を使って足を鍛える方法もあります。道具といっても、すぐにそろえられるものばかりでお金はかかりません。

まずはゴルフボールより少し大きめで、角が丸くなった石を5、6個用意しましょう。これを厚手の布の上に置いてください。片方の足を石に乗せ、その石を足の指で掴むような感じで踏みます。自然と足の指が石を包むように曲がりませんか？この動作をもう一方の足も同様にし、最初は5分、慣れれば10分続けてください。朝と夜の2セットやると効果的でしょう。この「砂利道歩行運

【砂利道歩行運動】

歯磨きや勉強をしている最中に「ながら運動」として取り入れてみましょう。

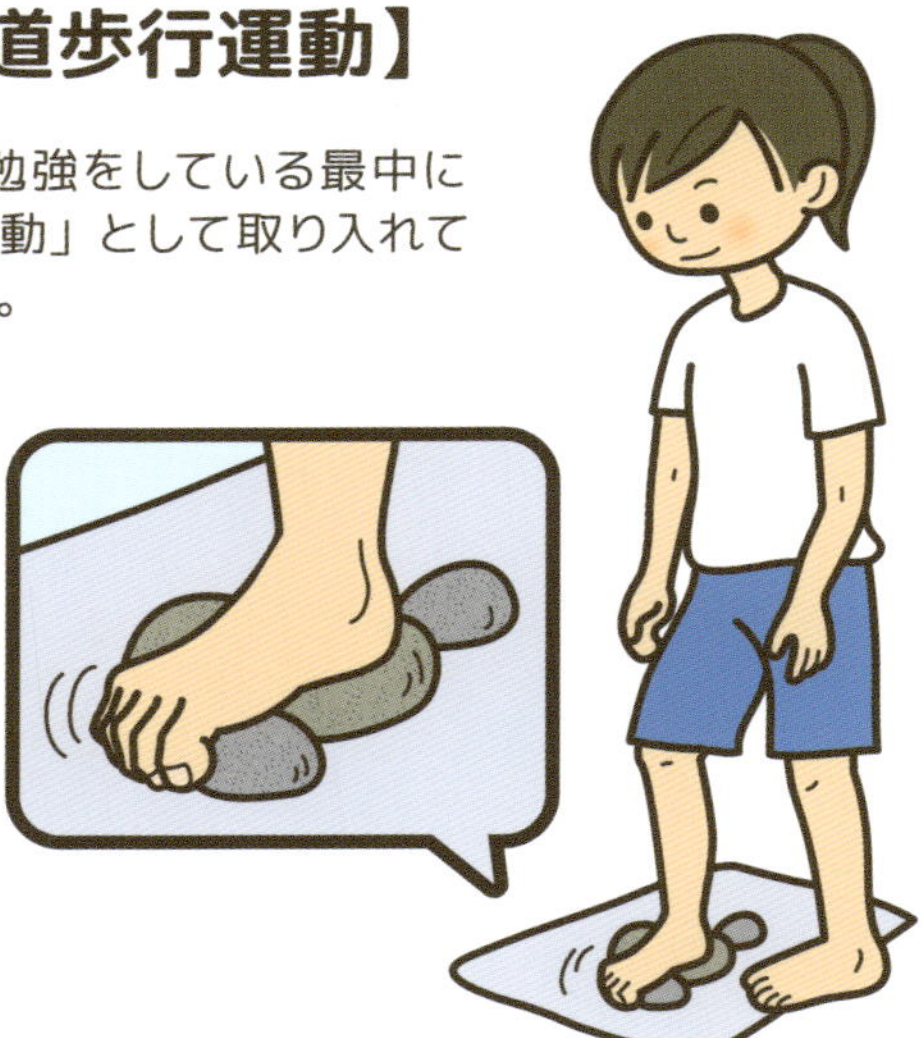

動」は、家にいながら足裏を鍛えることができます。

　次に紹介するのは「鉛筆つかみ運動」。素足で椅子に座り、足もとに1本の鉛筆を置いてください。次に、左右どちらかの足の親指とひとさし指で鉛筆を掴んでみましょう。できたら放し、また掴みます。これを10回ずつ、もう一方の足でも繰り返してください。それができたら今度は5本の足の指すべてで鉛筆を掴みましょう。これも同じく10回ずつ。足の指が鍛えられ、足の変形の予防や改善になります。

【鉛筆つかみ運動】

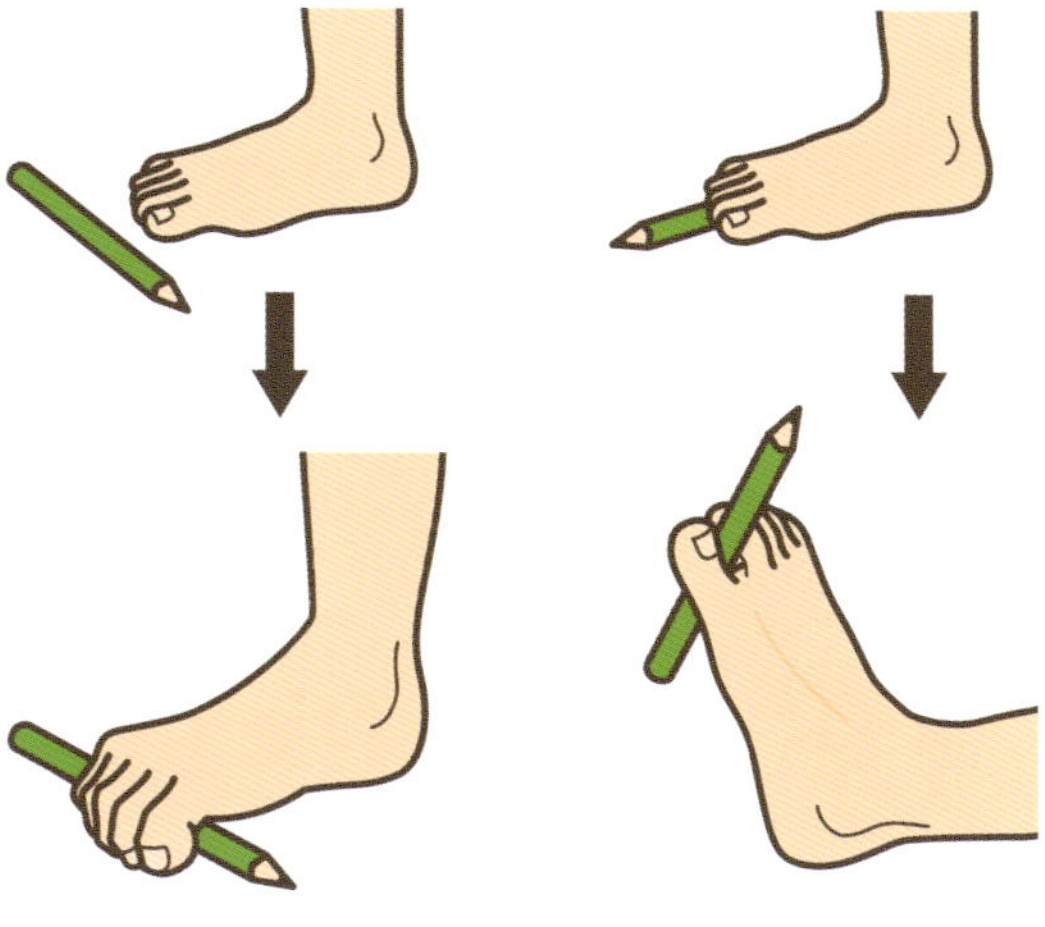

足の指の運動は、まだまだあります。床に置いたタオルを足の指でたぐり寄せる「ギャザー運動」は簡単な動作に思えますが、やってみると結構難しいことがわかります。特に普段足の指を使っていない方からするとひと苦労かもしれません。それほど高い効果が期待できるのです。これは偏平足（26P参照）の予防にうってつけです。

足には「アーチ構造」というものがあります。地面に足がつき、荷重が加わったときに地面からの衝撃を吸収するクッションのような役割です。これらは、足

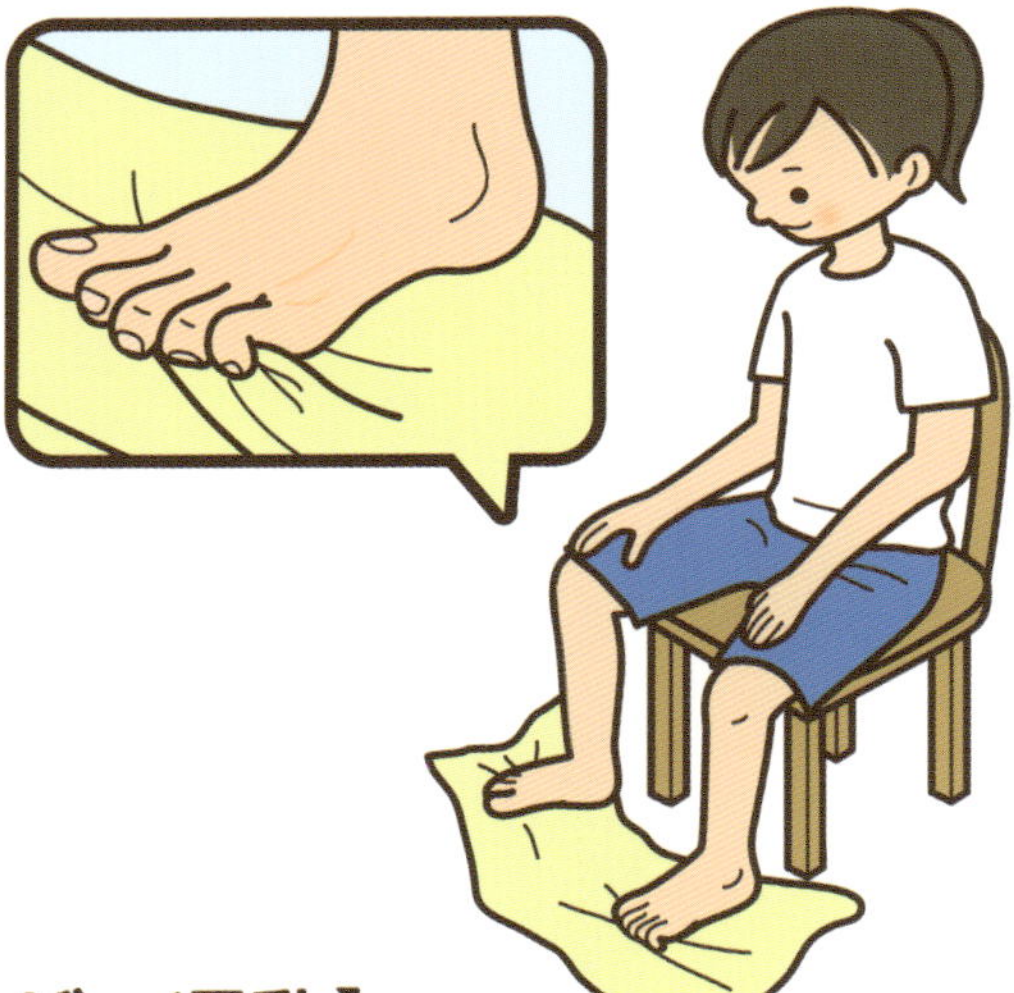

【ギャザー運動】

底腱膜という強靭な「縦走繊維束」が張っているために発達します。この足底腱膜を鍛えるには、つま先立ちやカカト立ちをして必要な運動量を与えることです。また、この動作を覚えることで歩行時の着地や離地の足の動きが安定し「ガニ股」や「うち股」を防いでくれます。トレーニングの最後にはストレッチも忘れないでくださいね。

　これらの運動を習慣化したお子さんからは、「かけっこが速くなった」「歩行時のふらつきが少なくなった」という声がよくあがっています。

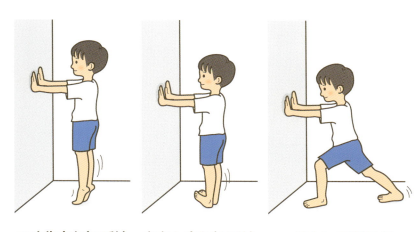

つま先立ち（10秒）　**かかと立ち（10秒）**

交互に3〜5回繰り返す

アキレス腱伸ばし

左右それぞれ20秒間
ほどゆっくり伸ばす

7 靴が足をつくる

我が子の足のサイズが大体つかめたところで、次に知っていただきたいのは、足の形にもタイプがあるということです。大きくわけて「エジプト型」「ギリシャ型」「スクエア型」の3つです。靴を選ぶ際にも、足の形に合った靴を見分けなければなりません。また、サイズを合わせる際は実寸よりプラス1センチまでの靴を候補に入れると良いでしょう。

「高い靴はきっと良いものに決まっているから、5000円以上する靴を選べば安心ね」なんて、決して思わないでください。それは大きな間違いです。どんなに値段が高くとも、子どもの足に合わない靴は「良い靴」とは言えません。

「良い靴」を見分けるポイントは3つあります。まず、つま先が広いこと。幼児の足の指は扇状になっています。また、動き回るため指の運動量が多い。その運動を妨げないような広さが理想です。

次につま先が少し上がっていること。足の蹴り出しがスムーズになるよう、地

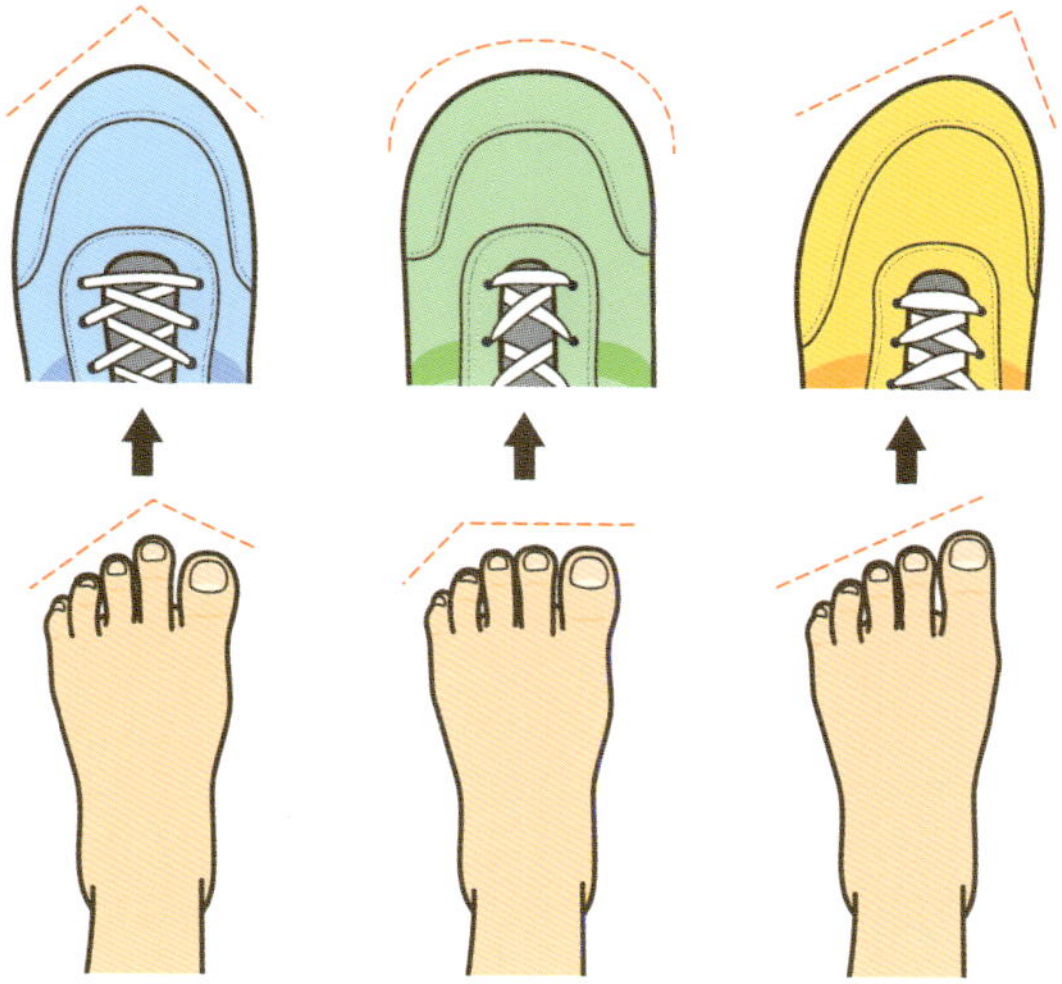

面と水平ではなく少し上がっているのがベストです。これがないとつまづきやすくなるため、特に歩き始めたばかりの幼児には重要なポイントとなります。

3つ目はカカトがしっかりしていること。特に外反足（28P参照）の幼児の足は非常に不安定です。こんな状態の足をまっすぐに保つためには、カカトをしっかりと固定してあげることが大切。くるぶしまで届くような、アンクルブーツタイプがおすすめです。

さあ、それでは最終チェックに入りましょう。

選んだ靴のインソールを靴から出し、その上に子どもを立たせてください。ここで注意すべきなのはインソールのカカトと子どものカカトをぴったりと合わせることです。

足の指の横幅が、インソールより外にはみだしていませんか。インソールの先端と子どもの足の指の先端までの差は5ミリ〜1センチでしょうか。靴を選ぶ時の姿勢も重要です。座ると立つでは子どもの足の大きさは変化してしまいます。靴は立った状態で使うので、立ったまま靴選びをすることが最大のポイントなのです。

これらがすべて揃っていればその靴は「良い靴」です。安心して履いてください。

絶対にやめていただきたいのは「どうせ大きくなるんだから」と実寸よりも大きな靴を履かせることです。靴擦れを起こすだけではなく、歩くときに靴を引きずってしまうので歩き方や姿勢が悪くなる可能性があります。また、靴の中で足がずれないように指全体に力を入れるため「ハンマートゥー」（24P参照）になる危険性も高まります。ポイントをしっかり押さえて、本当に合う靴を見つけてくださいね。

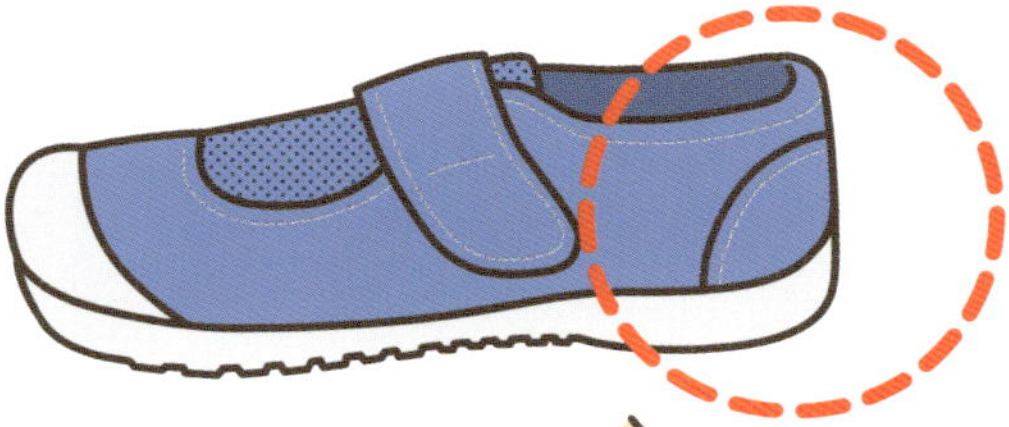

CHECK.1

カカトをしっかり
包み込む

CHECK.2

親指のつけ根
ところから曲がる

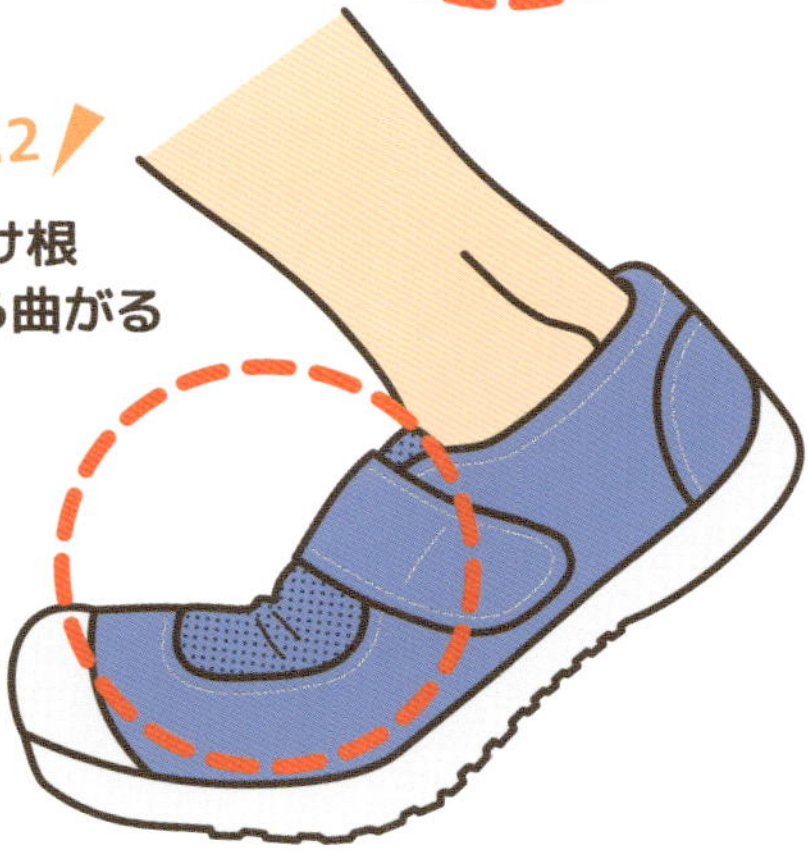

CHECK.3

足の甲を
しっかり固定する

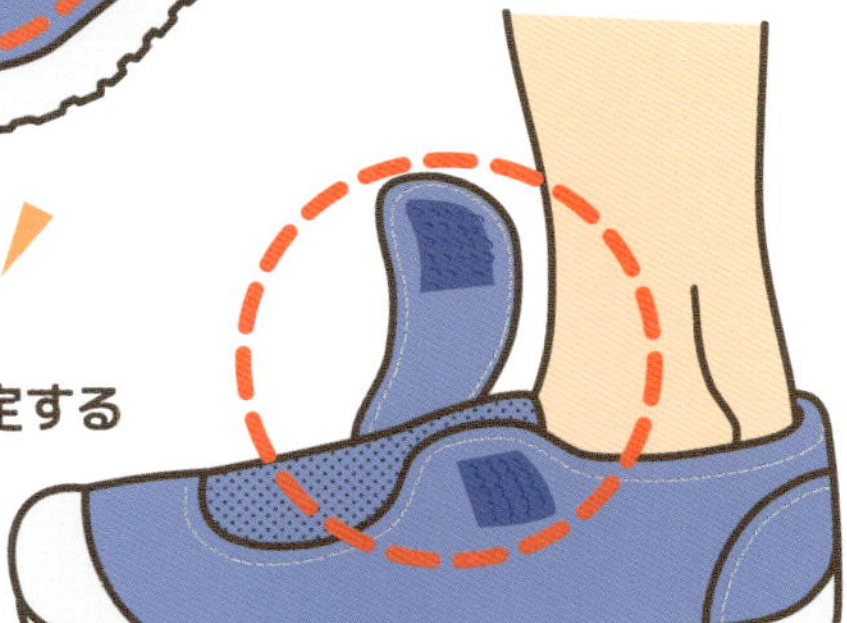

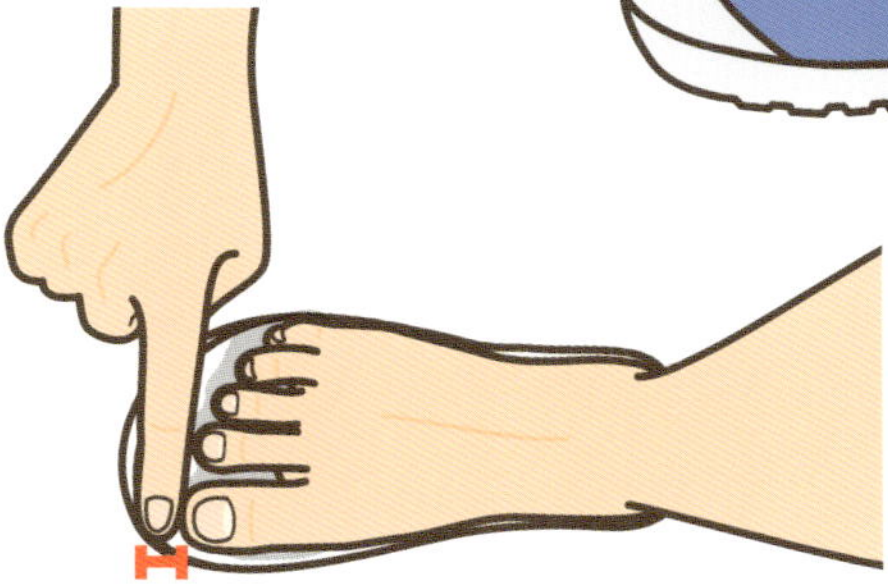

CHECK.4

指幅1本、
または 1cm ほど
余裕を持たせる

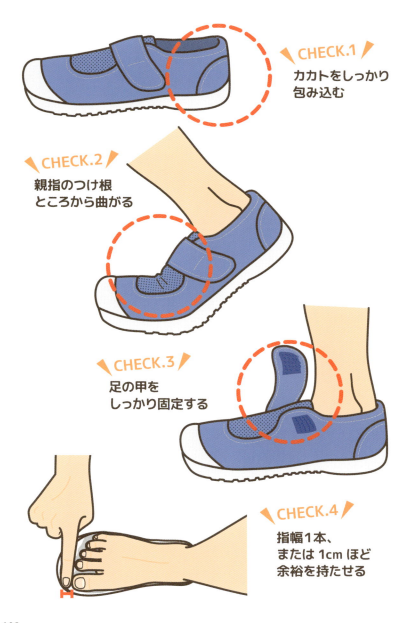

第7章

足測定を経験した方々の声

経験者 1

学校法人 九州聖公学園

久留米天使こども園 園長 早川 成 先生

以前、足の変形や姿勢についての講演会を柴田先生に開いていただいた際、私たち指導者はもちろん保護者の方々が非常に驚いていたのを覚えています。足の指やそれらの機能が姿勢や運動器官のみならず、心身の成長に影響していることを知り、みなさん目を丸くしていました。

当園は裸足保育を推奨していたのですが、その後の測定会で浮き指やカカトの変形についてご指摘いただき、とても参考になりました。また、柴田先生が手相占いさながらに足を見ただけでその子の性格や生活環境、遊びの興味や行動パターンまであてられたときは思わず保護者の方と目を見あわせてしまいました。

柴田先生にお会いしてからというもの、園だけでなく保護者の方々の意識も変わっていると実感します。足を大切にすることは、子どもを育てるうえで本当に重要だと思います。

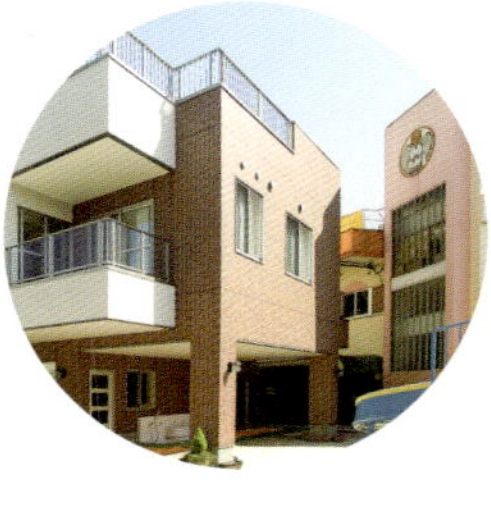

経験者2

学校法人 明星学園
明星幼稚園 園長 荒川 恒子 先生

今まで足の状態にまったく関心がなく、靴選びもデザインだけで決めていました。しかし、実際に自分の足を測定してもらうとびっくり。私はO脚で外反母趾だったのです。私はもう手遅れでしたが、子どもの足なら治ることがあると教えていただき、柴田先生との交流が始まりました。柴田先生の話は目からうろこなことがたくさんあります。なんとか子どもたちの足が健康に成長してほしいという思いで、年二回の講演会を開いていただいています。

当園はバスではなく徒歩通園をすすめています。柴田先生に教わった足と靴の関係性を保護者の方に伝えることでご理解いただいています。そうした取り組みの影響か、当園は口コミで人気が広がり毎年定員で一杯の状態です。

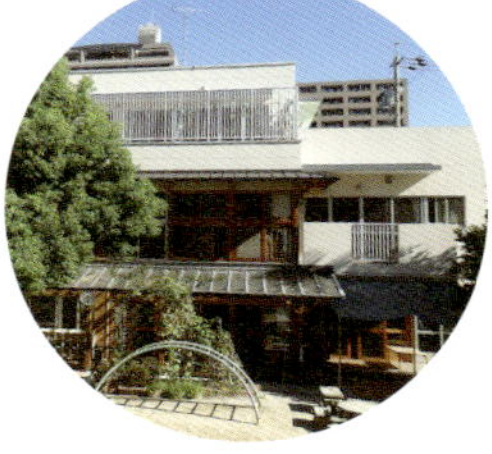

経験者③

学校法人 長崎キリスト教 友愛学園

友愛社館幼稚園 園長 森 嘉代子 先生

2007年に初めて足の測定会にお越しくださった柴田先生。それまで私は「草履が良い」と聞き、草履保育を実行していたので結果には自信がありました。ところが終わってみると愕然。まさか自分の園の子どもたちの足に、ここまで異常があったなんて！

測定を機に、職員だけでなく保護者の方々も足に関心を持つようになりました。とある親子はバス通園コース内にお住まいなのですが、柴田先生のお話がきっかけで、徒歩通園に切り替えました。この子は身体つきもしっかりしていて集中力も高いと職員間でもよく話題にあがります。

また、入園児には身体が小さ目だったお子さんも、歩くことを重要視してからめきめきと成長し、中学1年の今では陸上部で大活躍しているそうです。

これからも足測定を通じて子どもたちの成長を見守りたいと思っています。

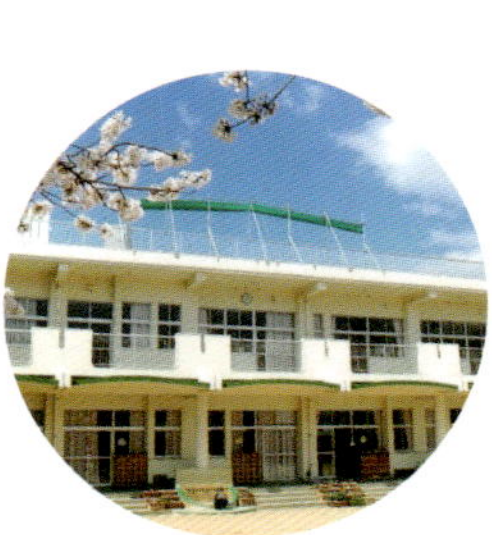

経験者 ④

しろがね幼稚園

副園長 伊藤 真理子 先生

絵具をぬって足型を押す遊びを、年に2回やっています。10年ほど前から、5本の指が綺麗にうつらない子がでてきました。「なぜだろう」と疑問に思っていた頃に柴田先生の存在を知ったのです。

早速測定会を開いたところ、浮き指のほかにカカトが変形している子が多いことをそのとき初めて知りました。それからは上靴にも気を付けるようになり、柴田先生のアドバイスをいただきながら日々の保育を改善しています。

保護者の方々も足に関心を持つようになり、卒園された子を持つお母さんが「ここで履いていた上靴じゃないと運動しにくいらしいんです」と言って訪問してくることもたまにあります。

これからも子どもたちのためにアドバイスをたくさんいただきたいと思っています。

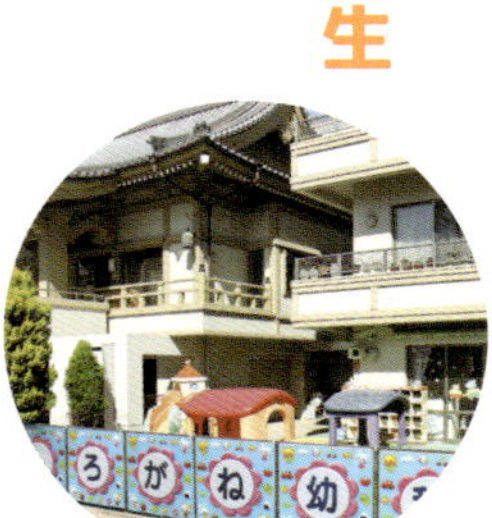

経験者 5

社会福祉法人 皐月会

第二髙取保育園 主任 吉冨 キヨ子 先生

私の保育方針で、1日3時間から5時間は裸足で外遊びをさせたり運動をさせたりしていたので、足測定の結果には自信がありました。

ところが散々な結果にびっくり。偏平足、浮き指、内反小趾……次々に聞いたこともないような症状が耳に飛び込んできて絶句してしまいました。「足の健康＝偏平足でないこと」としか考えていなかった自分が恥ずかしくなりました。柴田先生から「足の健康は身体全体の健康にもつながっている」ことを学び、保護者の方もまたそれに賛同してくださったおかげで今では足の見方が園全体で変わったと思います。

4歳児、5歳児クラスでは足裏マッサージに毎日取り組むようになり、疲れやすい子や、走り方・歩き方が気になる子に対しては、足の指の変化やカカト、背骨の歪みなどに気を付けて見るようになりました。

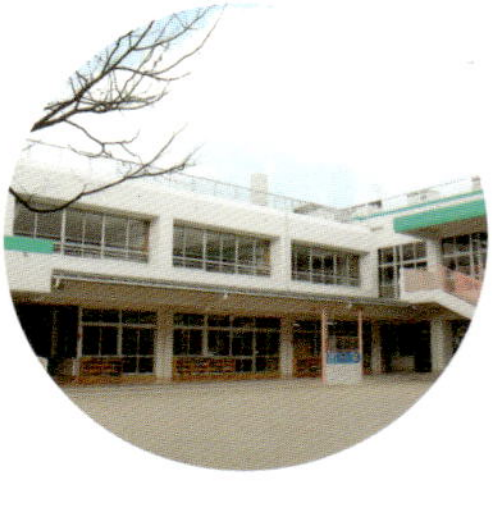

経験者 6

社会福祉法人 皐月会

第二髙取保育園 保育士 西田 奈保子 先生

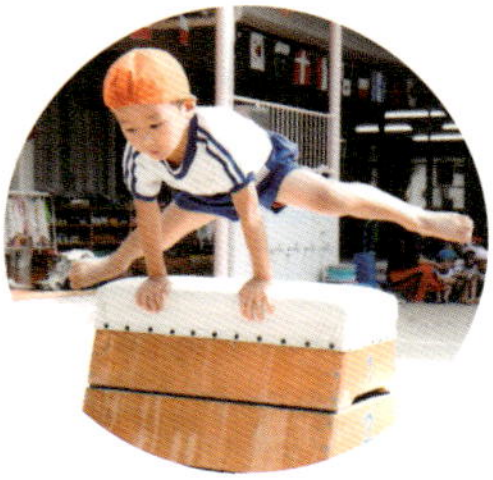

「台に乗るだけで何がわかるんだろう」最初は半信半疑でした。でも、子どもたちはもちろんのこと職員も足の測定をしてもらったことで、よりリアルに足の状態を知ることができ、どうすればいいのかをみんなで考えるきっかけになりました。

実は職員の中で私が一番足の状態が悪かったんです。今は子どもたちと一緒に足マッサージをしたり、指を使って歩くことを意識したり、カカトを上げ下げする運動を続けたことで疲れにくくなったと感じています。

お子さまの足の状態を伝えると多くの保護者が「どうしたらいいんですか」と積極的に聞いてくださるようになりました。柴田先生のおかげで、みんなが子どもの足に対してしっかり考えるようになっています。

経験者 7

社会福祉法人 緑光舎
保育園ひなた村自然塾　園長　藤崎　博喜　先生

足が大切なことはなんとなくわかっていたのですが、柴田先生の測定を通して、子どもたちの足と健康がどのような関係にあるかを具体的に知ることができました。

特に「浮き指」という言葉は今まで耳にすることもなく過ごしていたので驚きました。ほかにも測定をしてみて初めて知ることがたくさんありました。また、足の変形が身体全体の歪みにつながることを実感できたのも良い経験でした。

インソールを出して、それに足を乗せるという靴の選び方を聞いたのも初めてで、とても参考になりましたね。

私の孫の1人が極度のうち股なのですが、発達障害の特徴のひとつでもあるから仕方がないんだと今まであきらめていたんです。でも柴田先生と出会ってから「何とかしたい」と思うようになりました。

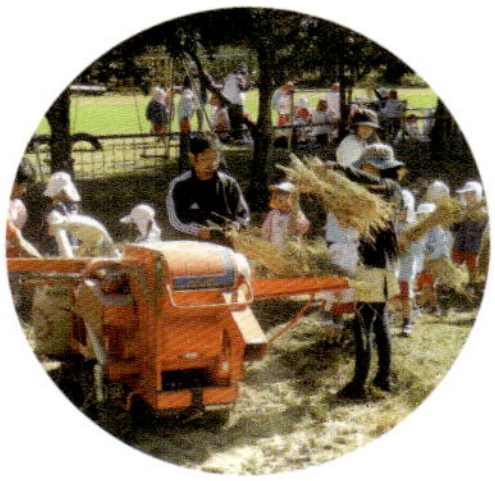

経験者 8

学校法人 つばき学園 つばき幼稚園 園長 大保 辰美 先生

今から12年ほど前、絵の具で子どもの足型をとろうとした先生が、なかなか綺麗にできずに悪戦苦闘している姿が目に入りました。よく見てみると、どうやら指が浮いているんです。なぜだろうと思っていたときに柴田先生に出会い「サイズが合わない靴を毎日履いているのが原因ですね」とご指摘をいただき、非常に感動しました。

それから園で足の測定会を開いていただき、柴田先生が教えてくださった「変型予防上靴」を保護者の方々におすすめするようになりました。

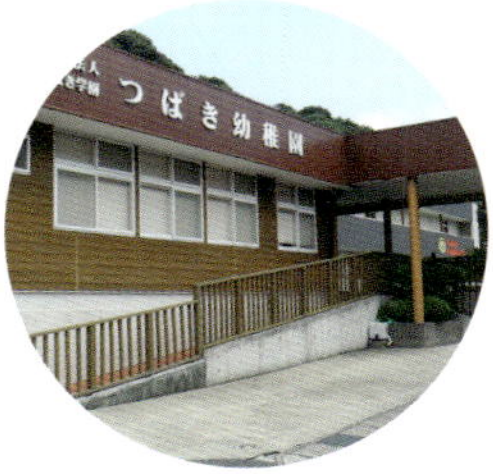

登園を嫌がっていた園児の靴をこちらにきりかえたところ、今ではすっかり笑顔で登園できるようになりました。おそらく足が痛くて靴を履くのが嫌で、園に来るのを渋っていたのだろうと思います。柴田先生にはいくら感謝してもしたりません。

経験者9

学校法人つばき学園　鳩宿　里美 先生

足測定を経験してみて、全体的に小指が浮いている園児が多いと思いました。土踏まずがない子もたくさんいて、測定会後はそれまで気にもとめなかった足を注意深く見るようになりました。年に一度とる足型も、浮き指や偏平足など形に注目しています。

測定会では「子どもの足のサイズが今履いている靴とまったく違う」という話に、保護者の方々は驚きを隠せない様子でした。そのとき初めてX脚やO脚だということに気づく方もいらして、みなさん熱心に改善策を柴田先生に質問していたことが印象的でした。

職員も測定会を通して靴の大切さを実感し、十分とは言えないものの、今では保護者に上靴のアドバイスをするなど、足の大切さを伝えています。

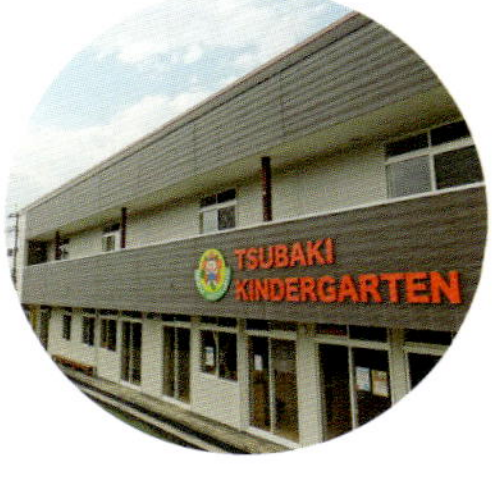

経験者10

日本基督教団 福岡弥生教会付属学校法人
弥生幼稚園 園長 松崎 豊 先生

昨今の幼児たちの身体を見てみると、程度の差はありますが以前に比べて「転びやすい」ように思います。加えて、転んだあとに手がつけない子が増えている。すなわち、足裏の発達段階に異常をきたしているのです。当園では、このような子どもたちの現状を改善するために柴田先生の足裏診断を導入しています。保護者の方々からも診断結果で改善点が分かりやすいと好評です。さらに、この診断では一人ひとりの栄養状態も知ることができるので助かっています。

子どもたちの足裏の発達を適切な状態にすることは、幼稚園のみならず社会の取り組みとして必要だと思います。これからも、足裏診断によって子どもたちの健康が守られることを期待しています。

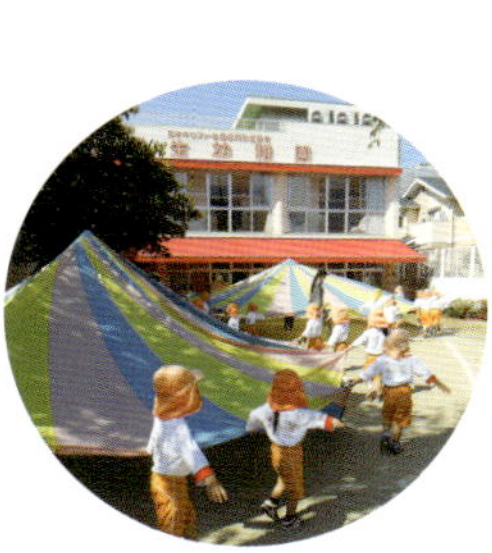

経験者 11

福岡幼稚園

園長 野口 利里 先生

マラソンで走る子どもたちの姿を見たとき、足の動かし方やカカトの着地の悪い子がいることに気が付きました。

そこが気になって、柴田先生に足測定をしていただいたところ、内反小趾の子が多くて驚きました。測定後は保護者の方にも結果を伝えることで園だけでなく各ご家庭でも子どもの足を考える良いきっかけになったと思います。

また、当園では平坦な道だけではなく、山道などを歩き、足を動かすことを重視しています。

あるお母さまからは「家族で山登りをしたときに子どもの足どりの良さに驚きました」と言われました。このように、保護者の方の間でも子どもの足に注意して見るようになったのは、柴田先生の足測定がきっかけです。今後も、子どもの足にしっかり関心を持って園児たちの生活を見守りたいと思っています。

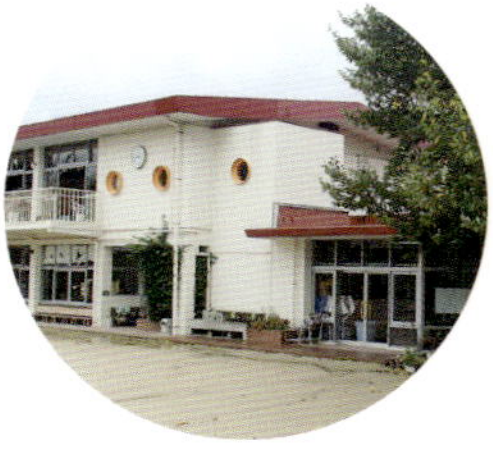

経験者⑫

(社)日本カラープランニング協会
代表理事　桑野 優子さん

初めて「足測定会」に参加したときは、様々な足の変形があることを知り驚きました。その後「走り方教室」などにも参加したところ、想像以上に即効性がありさらに驚きました。夫も私も子どもの頃、自己流で走っていましたが足は2人とも速いほうだったのであまり苦労は感じていませんでした。でも、このような教室があればもっと伸びたのかもしれません。

現在、息子は野球チームに所属しています。その中で足を使ったプレーもしますが、柴田先生のおかげでスムーズに取り組めているようです。

本人はこれからも野球を続けていく気で頑張っていますので、足を大切に考え応援して行くつもりです。ご指導、ありがとうございました。

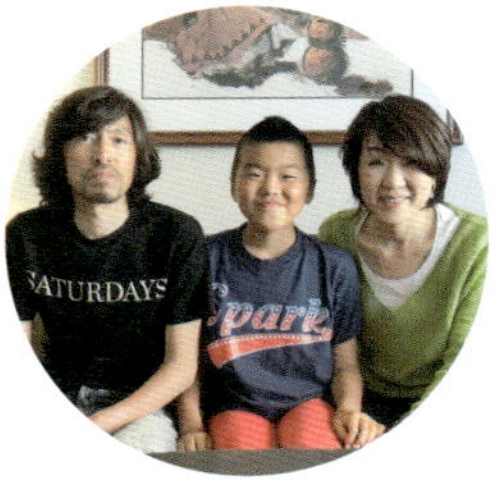

経験者 13

堀内 利奈 さん

子どもの成長にとって足がいかに大切か、幼稚園での保護者向けの講演会で初めて柴田先生のお話を聞いたときは感動しました。

足の形が時代とともに変わっていること、身長や体重は幼少期からの働き掛けで変えることができること……。特に、私の次女は小さく生まれて歩き出すのも遅かったため、不安を感じていたときだったのです。

柴田先生が自宅近くで測定会を開いてくださったときはうれしくて、2人の娘と一緒にいそいそと伺いました。柴田先生は次女の足を見て、土踏まずを形成させるための方法を親切に教えてくださいました。おかげさまで、娘は2人とも元気に過ごしています。

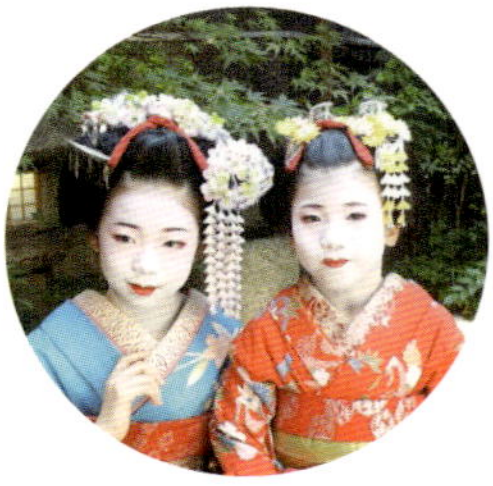

経験者 14

藤野 優子さん

長男の小学校入学前に、次男と一緒に足の測定をしていただきました。長男は裸足保育の園に入れていたため、外反足という結果にがっくり。しかし、インソールを使えば矯正できると教えていただき、今はすっかりよくなっています。
次男は小指が「浮き指」の状態でした。言われるまで気づかず、もしこのまま放置してしまっていたら……と考えるとゾッとします。

測定を終えてからというもの、靴選びの基準が変わりましたし、何より子どもたち自身が履きやすい靴とそうでない靴を感じるようになったと思います。私自身、子育てへの姿勢が変わり、今は足だけでなく姿勢にも気を付けて子どもたちを見るようになりました。

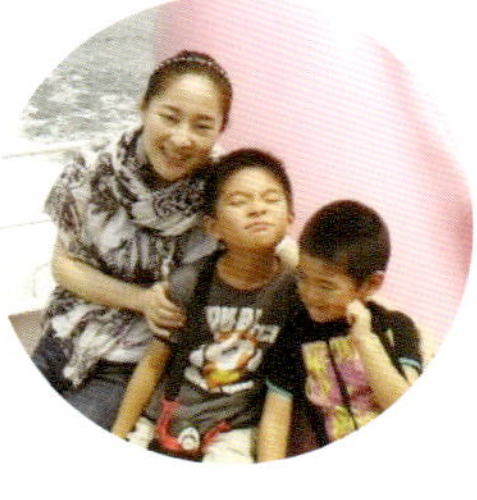

経験者 ⑮

北原 朋子さん

私の妹はひどい外反母趾です。そのせいで靴選びに困っている姿をよく見ていたので、我が子の足は気を付けて見てあげたいと常々思っていました。そんなときに柴田先生の測定会の存在を知り、参加することにしたのです。

それまで外反母趾にばかり気を取られていたのですが、実際に娘の足の状態を知って驚きました。薬指と小指が曲がっていて、やや外反足だったのです。言われなければ気づかない程度でしたが、まだ幼稚園に入ったばかりで骨が柔らかかったため、すぐに改善方法を教えていただき実行するようになりました。何度か測定するうちに状態はだんだん良くなり、ほぼ正常値になったときはうれしかったですね。

洋服に関しては安くてもお下がりでも気にしませんが、靴だけはしっかりしたものを選ぶ。これが私のポリシーです。

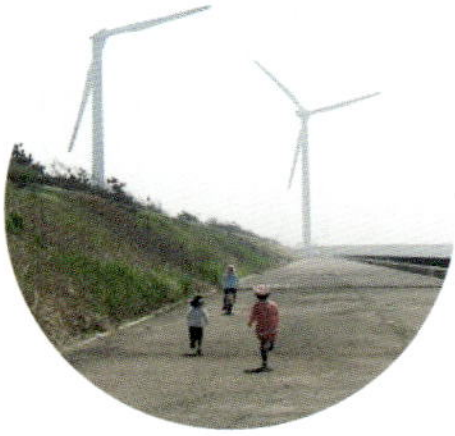

経験者 16

渋田 かすみ さん

測定は、足の正確なサイズを知るだけだと思っていました。ところが柴田先生が息子の足を見るやいなや、食生活のことをズバズバと当てるので「日常生活を観察していたのではないか」と思わず疑ってしまうほどでした。特に、ミネラル不足だということを指摘されたときはショックでしたね。でも、それがあったからこそ食生活を普段より気にするようになり、今では息子も好き嫌いなく食事ができています。

「野菜食べんと大きくなったときに病気するとよ」と、息子が主人に語るほど、柴田先生の教えは我が家で生きています。

今はお金と時間を惜しまずに靴選びをしています。柴田先生のご助言後、息子はすくすくと成長していて、この先どんな大人になるのか楽しみです。

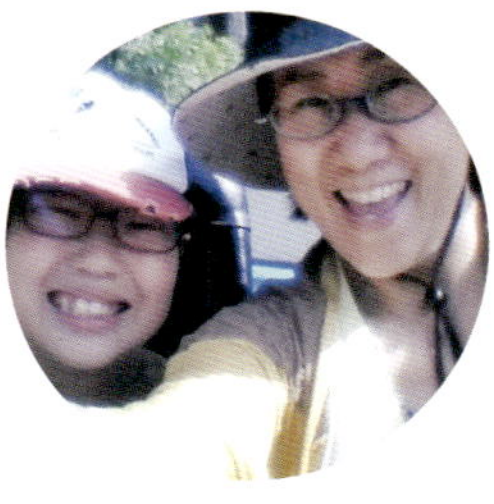

経験者17

工藤ときこさん

子どもの足について、興味はありつつもどこをどうしていいのかさっぱりわかりませんでした。

そんなときにSNSで柴田先生のことを知り、足測定会に参加することに。靴屋さんで見かけるように定規で計測するくらいかと思っていたので足の裏に光をあてて見るなんて初めは驚きました。でも、土踏まずの様子をきちんと把握することができました。

息子は柴田先生の軽快なトークのおかげで楽しみながら測定ができたようです。そして、この計測を機に息子の左足がやや外反足ということもわかりました。まだ修復の余地があると言っていただけたので、これからもケアとサポートを続けていきます。測定を機に子どもの足の形やクセがわかり意識するようになれて良かったと思います。

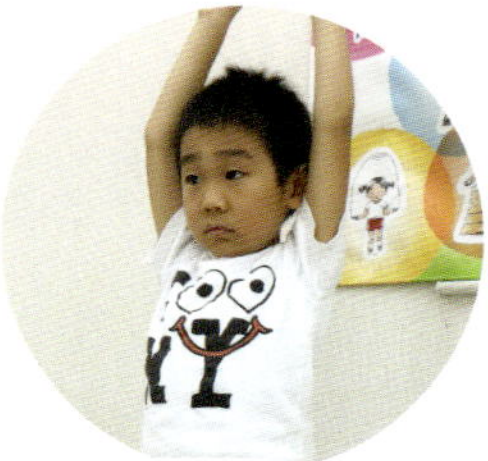

経験者 18

岡本 美香 さん

息子がサッカーをしておりまして、足や膝を故障するするお子さんが多いことに驚きました。症状は様々なのですが、なぜだろうと常々疑問に感じていたんです。故障したお子さんに聞いてみましたら「隠れ偏平足になっている」とドクターに言われたと言っていました。そこで改めて感じたのが、足の裏の大切さです。

ちょうど同じ時期に柴田先生の講座を知り、参加してみました。身体の土台となる足、足の変形の種類の多さ、そして幼少期における足の育ちの大切さを痛感し、息子にも測定を受けさせました。子どもの足を実際に計測できる場所は、世の中にまだまだ少ないと思います。今後もこういった足の大切さ、そして重要性をもっと多くの親子に知ってほしいと思います。

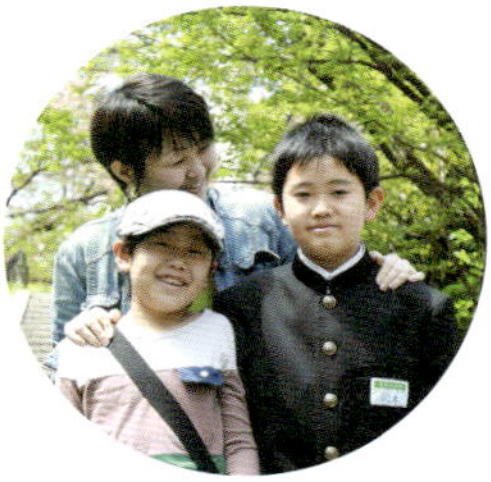

経験者 19

比企 貴恵 さん

子供の靴選びが合っているのか、足の状態はこのままで良いのかが気になり、柴田先生の測定会は以前より参加したいと思っていました。

細かく診断してくださり、気になっていた足の状態やサイズ、靴選びについても分かりやすく教えて頂けて夫婦とども安心しました。これで靴選びにはもう悩みません。

また、柴田先生が子どもにもわかるように易しい言葉で説明しながら進めてくださったので娘も興味津々で楽しそうでした。「足が早くなる体操だよ」と足指の力を鍛えるマッサージを教えてもらったので、自宅でも「これで運動会のかけっこ早くなるよね?」と秋の運動会に向けて「やって!」と催促してきます。それくらい、子どもも足のことについて興味をもってくれたんだなとうれしくなりました。

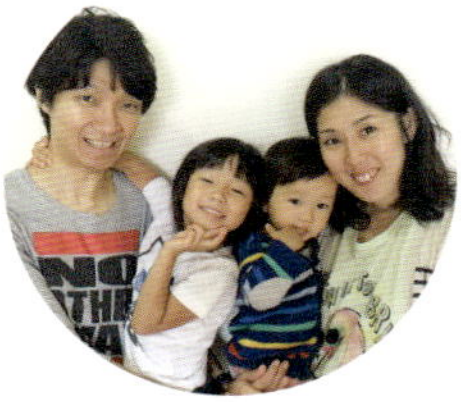

経験者 20

崎田 靖子さん

初めて足の測定をしていただいたときには、まず測定機の大きさに驚きました（笑）。結果は確かそこまで悪くなく安心したのを覚えています。

長男は測定する機械を見て「あの機械になんで自分の足が写るんだろう」「それだけで何で足のことがわかるんだろう」と、とにかく「すごいなあ」と思っていたそうです。息子は足が速いほうですのでそれまであまり足のことは気にしていなかったのですが、測定後は、偏平足ではないか、浮き趾になっていないかなどを気にするようになりました。

靴選びにも慎重になり、足にも関心を持つことができたと思います。意識を変えていただいた柴田先生に感謝しています。

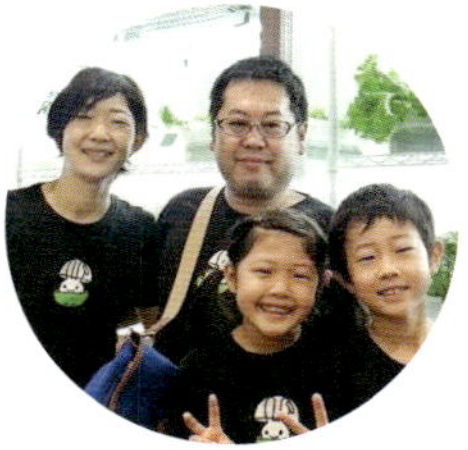

第8章

子どものための足改善グッズ

1 足改善グッズ

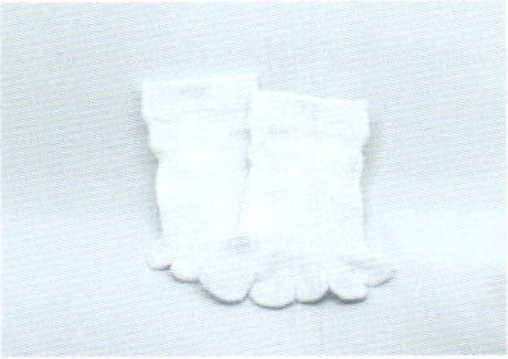

アジャストガードスーパー

速っくすよりワンランクＵＰした締め付けでアーチをググっと持ち上げるアジャストガードスーパー。速っくす経験者用。

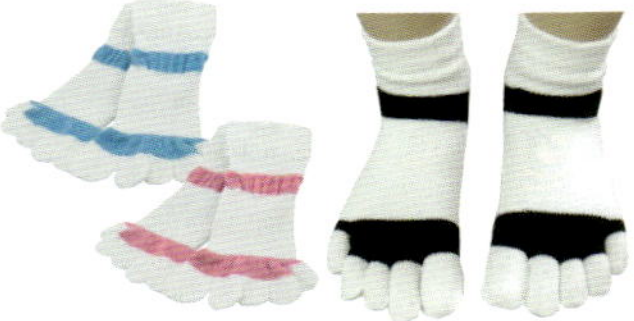

アジャストガード速っくす

速っくすを履くことで歩き方や走り方を学べる体験型５本指ソックス。更に日本初！ソックス診断を可能にした優れもの。意匠・商標申請中
http://kokaken.biz/adjustsocks/

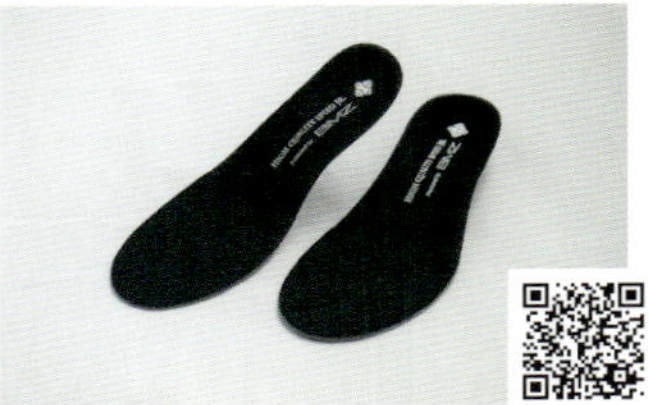

ハイクオリティスピード Jr.

幼児～児童の足の骨格バランスを整えるインソール。手持ちの靴の中敷きに使うだけで安定性と運動性が高まります。
http://kokaken.biz/bmzhqj/

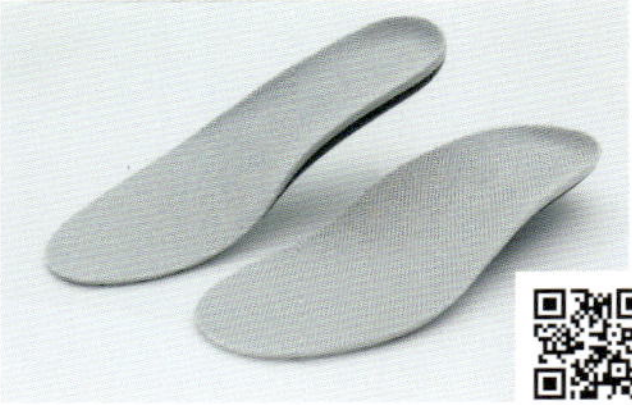

外反足用インソール

幼児から児童向けの外反足矯正インソール。シューズ内に入れるだけで簡単に装着可能。カカトの骨が骨化するまでに使うのがおすすめです。　http://kokaken.biz/3d/

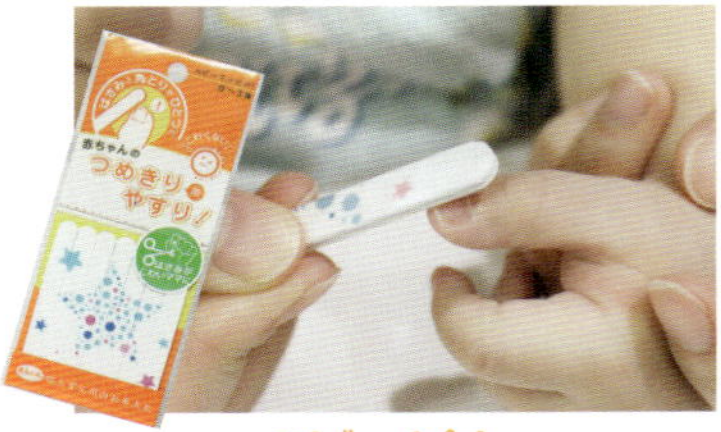

ベビーピカ

赤ちゃんのデリケートな爪を、優しく削って長さを整えます。１本ずつ切り取れる衛生的な使い切りタイプです。粗さの違う両面仕様で使い分けられます。

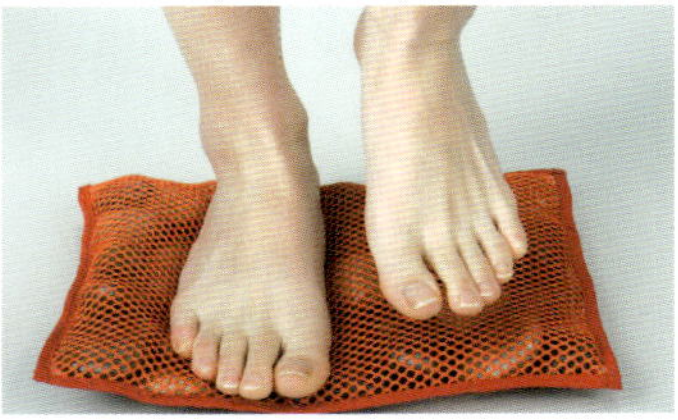

足裏元気くん

足裏の形成に重要な役割を果たす「砂利歩行」が家庭でも簡単にできます。布の上にのり、足裏全体を適度に刺激するように踏み込んでください。

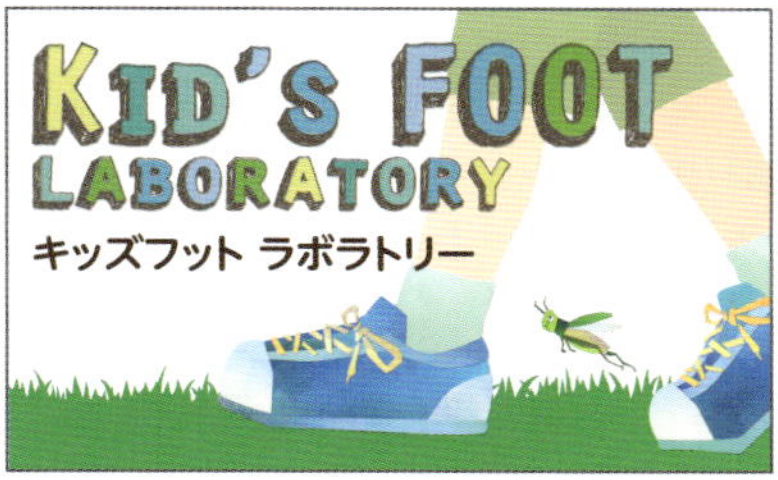
KID'S FOOT
LABORATORY
キッズフット ラボラトリー

キッズフット ラボラトリー

立つ・歩く・走るなど私たちの大切な体を支え移動させる足。子どもの健康な足づくりの話題を掲載。

http://kokaken.biz

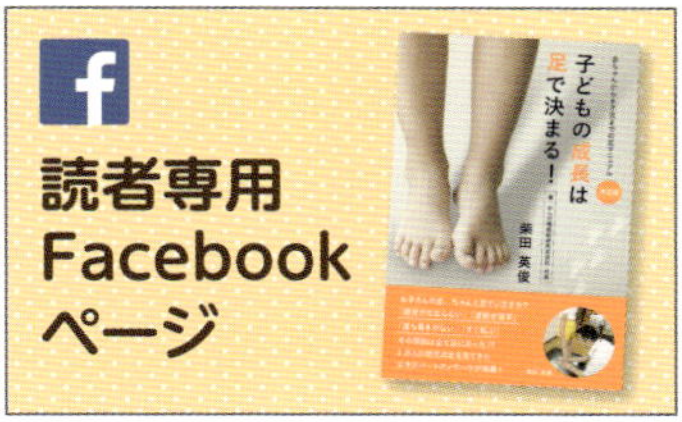
読者専用
Facebook
ページ
子どもの成長は足で決まる！
柴田 英俊

一冊の本から様々な出会いが始まる。皆さまとつながるフェイスブックを開設しています。

https://www.facebook.com/kodomoashi/

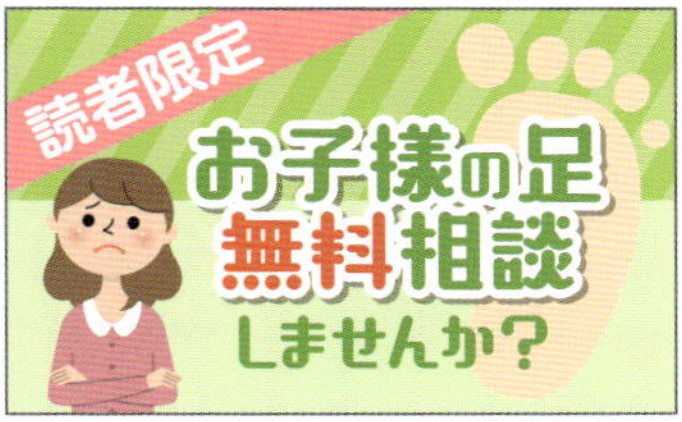
読者限定
お子様の足
無料相談
しませんか？

本を読んでお子さんの足がちょっと不安になった方や近くに専門家が居ない方などメールでお気軽にお問合せ下さい。

https://goo.gl/RQ40BU

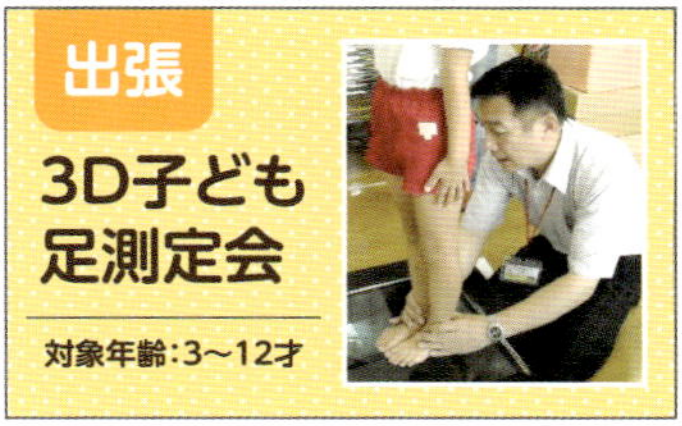
出張
3D子ども
足測定会
対象年齢：3〜12才

幼児から小学生までの足測定会を随時開催しています。専用の足測定器を持参してお子様一人一人の足を丁寧に測定します。

https://goo.gl/9uO2Kc

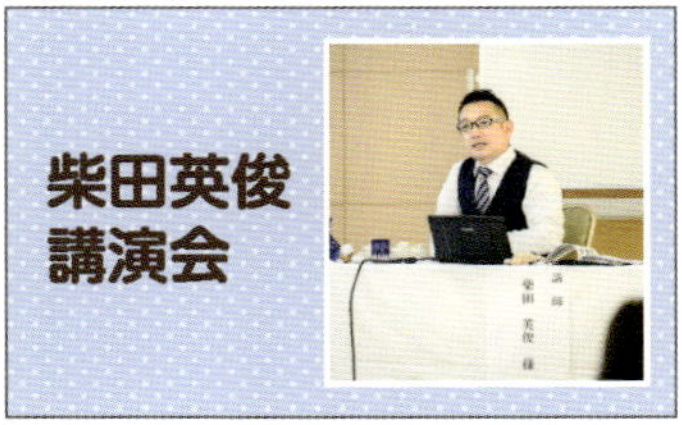
柴田英俊
講演会

大人社会の陰で足を病んでいる子どものことを一人でも多くの方に知ってほしい。本紙で語れない最新情報をもって全国各地へ訪問。

https://goo.gl/QV1ifk

あとがき

子どもの「足」を〝観る〟ということは、子どもの「将来」を〝見る〟ということ。

靴の選び方や正しい歩き方、足の裏を鍛える方法など……本書に書かれていることは、子どもたちの将来の健康のために実践してほしいこと、知っていてほしいことばかりです。

もし気になる症状がひとつでも見つかったら、すぐに専門のお医者様に診せることをおすすめします。

それでも不安が消えない場合は、迷わず私たち「からだ環境総研株式会社」に連絡をください。子どもの足に関することなら何でもお答えします。

また、全国で子どもの「足測定会」を開催しています。機会があればぜひこちらにも参加してみてください。足の測り方はもちろん、何か問題が見つかった場合は改善方法をしっかりと説明します。

子どもの育て方をきちんと理解できれば、家庭も明るくなります。子どもたちが健やかに育っていけるよう、そして笑顔あふれる親子が増えることを願い、私はこれからも全国で活動を続けていくことを誓います。

最後になりますが、出版のきっかけをくださった「運動と医学の出版社」の林福政氏、執筆にあたり快く情報をご提供くださった「Foot Health Laboratory」の渡辺英一先生、足測定をさせてくれた多くの子どもたち、「足測定」を許可頂いた園長先生並びに校長先生、そして足測定を初期から支えてくれた故・阿部敏之君、増田周平君、大場康博君をはじめとする多くのスタッフに深く感謝の意を表します。

未来の大人たちの足が、健康でありますように。

からだ環境総研株式会社
代表　柴田英俊

柴田 英俊（からだ環境総研株式会社 代表）

1958 年クリスマスイブ生まれ。福岡県出身 日本体育大学卒業体育教諭免許取得。
幼児活動研究会入社。環境 NGO 活動などを経て「子どもを取り巻く環境とからだ」をテーマに 2001 年にからだ環境総研を設立。幼稚園・保育園・子ども園と連携し 15000 人以上の子どもの成長を継続計測し、環境による育ちの変化を追う。保育関連全国大会や研修会をはじめ各県教育委員会・養護部会・子育て支援・小学校・幼稚園・保育園・ＰＴＡ・企業など講演実績 1200 回以上。現在、九州大学後期博士課程在学中

赤ちゃんから６才児までの足マニュアル
決定版 子どもの成長は足で決まる！

2016 年 2 月 20 日 第 1 版第 1 刷発行
2018 年 6 月 1 日 第 1 版第 2 刷発行

■ 著者　柴田 英俊
■ 編集協力　内川 美彩（株式会社チカラ）
■ イラスト　西山 ゆみ
■ デザイン　河村 洋嗣（POST GRAFF）
■ 発行者　園部 俊晴（株式会社 運動と医学の出版社）
■ 発行所　株式会社 運動と医学の出版社
〒216-0033
神奈川県川崎市宮前区宮崎 2-7-51
リーセントパレス 203
ホームページ http://motion-medical.co.jp
■ 印刷所　シナノ書籍印刷株式会社

ISBN 978-4-904862-21-6
C2077

●グラフは全て著者の測定データを元に作成しています。